U0312349

新时代社会保障机制研究书系

中老年人家庭疾病
经济风险医疗保障效果研究

刘世爱 著

西南财经大学出版社
Southwestern University of Finance & Economics Press

中国·成都

图书在版编目(CIP)数据

中老年人家庭疾病经济风险医疗保障效果研究/刘世爱著.—成都:西南财经大学出版社,2023.11
ISBN 978-7-5504-5940-3

Ⅰ.①中… Ⅱ.①刘… Ⅲ.①医疗费用—研究—中国②医疗保障—研究—中国 Ⅳ.①R199.2

中国国家版本馆 CIP 数据核字(2023)第 177087 号

中老年人家庭疾病经济风险医疗保障效果研究

ZHONGLAONIANREN JIATING JIBING JINGJI FENGXIAN YILIAO BAOZHANG XIAOGUO YANJIU

刘世爱 著

策划编辑:李玉斗
责任编辑:李 琼
责任校对:李思嘉
封面设计:何东琳设计工作室
责任印制:朱曼丽

出版发行	西南财经大学出版社(四川省成都市光华村街55号)
网　　址	http://cbs.swufe.edu.cn
电子邮件	bookcj@swufe.edu.cn
邮政编码	610074
电　　话	028-87353785
照　　排	四川胜翔数码印务设计有限公司
印　　刷	四川五洲彩印有限责任公司
成品尺寸	170mm×240mm
印　　张	10.5
字　　数	276 千字
版　　次	2023 年 11 月第 1 版
印　　次	2023 年 11 月第 1 次印刷
书　　号	ISBN 978-7-5504-5940-3
定　　价	66.00 元

前言

    医疗保障是我国社会保障制度的重要组成部分。健全完善的医疗保障制度，对于促进居民及时就医、降低居民的医疗负担发挥着至关重要的作用。本书采用中国健康与养老追踪调查（China health and retirement longitudinal study，CHARLS）数据，对疾病经济风险相对较大的中老年人家庭的医疗保障效果进行阐释。本书采用国内学者最先使用的疾病风险度以及国际社会较为常用的灾难性医疗支出、致贫性医疗支出和医疗负担指标进行分析，力图通过多种指标反映该群体的疾病经济风险状况，同时重点分析了医疗保障在缓解疾病经济风险当中的作用及效果。在此基础上，本书对制约中老年人家庭医疗保障效果的影响因素进行分析，并提出了相应的政策建议。

    本书认为，我国中老年人的疾病经济风险依然较大，中老年人家庭医疗保障效果还有待进一步提升。政府应该在扩大实际参保覆盖面、"开源节流"以及提高不同项目之间的衔接水平等方面着力。在"开源"方面，主要是提高政府在卫生费用上的投入占比，提高不同医疗保险的互济性水平；在"节流"方面主要是要强化分级诊疗制度，完善支付方式，严格控制大型三级综合医院的费用攀升问题。

    本书存在的创新点如下：

    第一，在研究对象的选取方面，本书紧紧围绕疾病经济风险相对较大的中老年人家庭展开研究，探讨该群体当前的健康状态以及医疗保障对疾病经济风险的化解程度。当前的研究尤以老年人、农村居民和慢性病群体居多，很少有文献关注到中老年人群体。另外大型调查数据的分析单位多以个体为主，忽略了家庭才是医疗风险的最终承担单位。

第二，本书对疾病经济风险的衡量指标进行了比较全面的总结，并对医疗保障应对疾病经济风险的传导机制进行了分析。当前的研究多从某一个指标出发对疾病经济风险进行研究，这些指标在衡量时难免存在不足之处。本书尝试从多方位、多角度对中老年人家庭的疾病经济风险及其医疗保障效果进行研究。通过深入分析医疗保障的内在机理，挖掘出制约中老年人家庭医疗保障效果的深层次因素，结合国际社会的先进经验，提出提升保障效果的政策建议。

第三，本书采用 2011—2015 年的三次全国大型追踪调查数据（CHARLS），构建平衡面板数据，深入分析了医疗保障效果的动态变化。目前国内对医疗保障效果的研究大多局限在某一地区或某一保险类型，没有对城乡、区域内部进行深入分析，很少有文献对不同类型的医疗保险的作用效果进行对比分析，也没有从纵向上对保障效果进行总体把握，本书将尝试在这些方面有所突破。

刘世爱

2023 年 6 月

目录

1　绪论

1.1　选题背景与研究意义

1.1.1　选题背景

降低居民医疗负担，使其能够看得起病是构建医疗保障制度的重要目标。医疗体制改革以后，老百姓"看病贵"问题始终存在，老百姓的医疗负担并没有明显下降。党的十九大报告明确指出，中国特色社会主义进入新时代，我国社会主要矛盾已经转化为人民日益增长的美好生活需要和不平衡不充分的发展之间的矛盾①。因此，构建牢实的医疗保障体系，为老百姓解决好"看病贵"问题，解决好医疗保障不充分问题是新时代人民对美好生活的重要期许。

多年以来中国政府一直致力于建立和完善医疗保障制度。首先，医疗保障覆盖面得到广泛扩展。自 1998 年医疗保险制度改革以来，经过十多年的发展，到 2007 年我国医疗保障基本实现了制度全覆盖，并在 2011 年初步实现了人群全覆盖。在第 32 届国际社会保障协会（ISSA）全球大会期间，中国政府获得"社会保障杰出成就奖"（2014—2016）。这是国际社会对中国近年来在扩大社会保障覆盖面工作中取得的卓越成就的重要肯定。其次，构建起适合中国国情的医疗保障体系。目前我国已建立起包括医疗救助、城乡居民医疗保险、城镇职工医疗保险、大病医疗保险及商业医疗保险的覆盖全民的多层次医疗保障制度。再次，筹资水平不断提高。以新

---

① 习近平. 决胜全面建成小康社会 夺取新时代中国特色社会主义伟大胜利：在中国共产党第十九次全国代表大会上的报告［M］. 北京：人民出版社，2017.

农合为例，制度初建时，人均筹集 30 元，其中农民个人缴费 10 元，中央财政和地方财政各补助 10 元；2017 年年底新农合个人人均筹资达到613.46 元，各级财政的人均补助标准达到 450 元，筹资水平显著提高。最后，保障水平进一步提高。目前，我国已经实现城镇居民医疗保险与新农合的合并，统一为城乡居民医疗保险，政策范围内门诊和住院费用报销比例也分别稳定在 50% 和 75% 左右。

尽管近年来我国政府在医疗保障领域取得了令人瞩目的成就，然而，在现实层面依然存在诸多问题。首先，由于企业用工不规范、居民自愿参保等，基本医疗保险尚停留在制度全覆盖的层面，实际覆盖面有待进一步扩大。其次，由于医疗费用控制乏力，老百姓的医疗保险获得感并不强烈，医疗费用增速快于居民收入，老百姓的实际医疗负担并没有明显下降。再次，医疗保险互济性差，各个保险独立运行，筹资的累进性较差，分散风险效果较差，不能较好地体现富人帮助穷人的互济功能。最后，保障范围（服务包）相对较小。目前虽然大部分药品或服务都在规定的报销范围内，但依然存在一部分需要患者完全承担的自费药品与服务，致使老百姓的实际医疗负担依然沉重。国务院新闻办公室新闻发布会指出，我国农民的因病返贫比例从 2013 年的 42.2% 增长到 2015 年的 44.1%①。

在所有人群当中，中老年人疾病经济风险尤为突出。首先，收入与医疗支出在人的一生当中存在错位。牟俊霖的研究显示，收入具有倒"U"形的分布，但是医疗支出却呈现正"U"形分布特征，在中老年阶段医疗支出迅速增加②。在中青年时期，收入水平较高，此时的医疗支出相对较少，然而在中老年时期，收入水平下降，但此时的医疗支出却相对增加，这种收入与医疗支出之间的错位加剧了中老年人家庭的疾病经济风险。其次，人口老龄化程度不断加深，医疗费用节节攀升。与人口老龄化相伴而来的医疗服务需求与疾病经济风险也迅速增加，医疗负担明显加重。根据民政部发布的《2022 年民政事业发展统计公报》，截至 2022 年年底，我国60 周岁及以上老年人口达 2.80 亿人，占总人口的 19.8%。预计到 2050 年

---

① 国务院新闻办公室新闻发布会. 突出重点 精准施策 有效解决贫困人口因病致贫返贫 [EB/OL]. [2019-05-21]. http://www. scio. gov. cn/xwfbh/xwbfbh/wqfbh/35861/36544/zy36548/Document/1549211/1549211. htm.

② 牟俊霖. 中国居民的健康风险平滑机制研究 [M]. 北京：中国社会科学出版社, 2015.

前后，我国老年人口数将达到峰值 4.87 亿，占总人口的 34.9%①，人口老龄化的广度与深度也在客观上促使医疗费用上涨。再次，当前我国医疗保险制度互济性差，还不能有效应对中老年人家庭的疾病经济风险。对于城乡居民医疗保险而言，一般是缴纳固定的医疗保险费用，国家按照人头进行补贴。这种筹资办法并没有考虑不同参保主体的实际支付能力，也没有考虑中老年人家庭要比其他家庭面临更高的疾病风险的现实问题。对于城镇职工医疗保险而言，虽然在制度内部有一定的互济作用，但是由于城镇职工保障待遇高于城乡居民医疗保险，在医疗服务市场会进一步推高医疗服务价格，从而对保障待遇较低的城乡居民医疗保险参保者更加不公。最后，当前 45 岁以上的中老年人家庭受到我国计划生育政策的直接影响，由此而来的医疗照料问题也引起社会广泛的关注。

因此，在人口老龄化加速背景下，迫切需要对中老年人家庭面临的疾病经济风险进行测度，及时评价现有医疗保障制度对中老年人家庭的疾病经济风险保护能力，比较不同类型的医疗保险的保护效果，进而为医疗保险筹资额度的测算、医疗费用的控制及城乡医疗资源一体化管理提供理论支撑。

本书期望基于多年的公开调研数据对我国中老年人群的疾病经济风险和医疗保障效果进行实证评估。首先，整合国内和国际社会通用的测量疾病经济风险的指标，测算出我国中老年人群疾病经济风险的程度；其次，厘清医疗保障对抵御疾病经济风险的作用机制，探寻我国医疗保障效果低下的根源；最后，根据实证结果提出相关的政策建议，为我国未来医疗保障制度改革提供相关的理论及实证依据。

1.1.2 研究意义

1. 理论意义

首先，有利于中老年人健康权的实现。已有的研究显示，中老年人的医疗负担最为严重。医疗支出的刚性需求特点决定了它不像一般的消费支出在收入水平下降时可以主动减少。如果居民在青年时期没有积累足够的储蓄，一旦在中老年时期遇到了较大的健康风险冲击，居民就可能因为医疗支出负担过重而陷入债务危机和贫困，也可能因为无力承担高昂的医疗

---

① 央广网. 2020 年老年人口将占我国总人口的三分之一 [EB/OL]. (2018-07-19). https://baijiahao.baidu.com/s？id=1606434823418196299&wfr=spider&for=pc.

费用而放弃治疗，最终给居民的健康带来严重的危害。其次，有利于健康公平的实现。随着中国经济的发展和医疗技术水平的提高，人民的健康水平也得到了很大的提升。但是不同地区、城乡之间及不同险种的人群之间健康保障状况有较大的差异。通过研究，探明健康不公平的程度，近期的发展趋势以及影响因素，有利于促进全民健康公平。再次，有利于促进社会和谐稳定发展。基于疾病经济风险的评估来改进医疗保障制度，进而减少和消除因病致贫风险，对于探明因病致贫的发生机制和优化医疗保障制度具有重要的理论意义。最后，丰富和完善医疗保障体系对疾病风险损失的补偿效果研究。只有通过研究实施效果，才能够及时把握政策的实际效果，找出漏洞并不断改进。这不仅可以为进一步完善医疗保障体系提供学术支持，也可以进一步丰富关于中老年人家庭医疗保障的文献。

2. 现实意义

首先，有利于认清中老年人群的医疗保障现状。随着人口老龄化进程不断加快，对中老年人群的疾病风险进行分析，可以积极把控风险，有助于对中老年人群的疾病经济风险和医疗保障制度运行现状进行全面把握。目前，中老年人群的疾病经济风险依然较大，本书运用疾病风险度、灾难性卫生支出、致贫性卫生支出等多项指标测量中老年人群疾病经济风险状态，更为全面科学。其次，有利于医疗保障政策的科学决策。通过实地调研，为全面评估中老年人群医疗保险制度提供数据支持，为进一步开展应对人口老龄化的战略性研究工作、制定老年人医保政策、优化老年医疗资源提供量化的决策依据。最后，有利于积极应对人口老龄化带来的挑战。未来二三十年，老龄化人口将快速增长，由人口老龄化带来的疾病经济风险必然放大，提前对中年人群进行研究有利于积极应对未来的风险。

1.2　国内外文献综述

1.2.1　疾病经济风险的研究起源与应对方式

1. 疾病经济风险的研究起源

疾病经济风险一直是国外卫生经济领域研究中的一个重要范畴。对于疾病经济风险的评价研究一种思路是聚焦某些具体的疾病，如早在 20 世

70 年代 Judith 等就对儿童遗传疾病的经济负担进行研究[1]，80 年代 Gautam 等对精神病和慢性肺病患者家属的负担进行分析等[2]。近年来 Stanaway 等对 1990—2013 年全球病毒性肝炎的疾病负担进行研究[3]，以及 Mills 等对 2010 年全球慢性肾病的经济风险进行研究等[4]。这些研究对于认识某些具体疾病的负担具有非常重要的价值。另一种思路是从更加宏观的角度对疾病经济风险进行研究，如 Rosenstein 发现疾病经济风险与卫生服务提供和管理方式密切相关，通过改变激励方式，可以促使服务提供者对服务的投入和产出更加负责[5]。

相对而言，疾病经济风险的研究在国外开展较早，但对于疾病经济风险没有十分明确的定义，大多数是对疾病引致的经济损失进行描述。如 Russell 认为，疾病经济风险是指人们生病后去治疗，当治疗费用超出其自身的承受能力时，经济风险就会随之而来[6]。Pradhan 等则进一步指出疾病带来的经济损失不单包括治疗过程中产生的直接治疗费用，也应当包括因健康受损而造成的收入损失[7]。

国内对疾病经济风险的研究可以追溯到 21 世纪初，早期主要是对就医经济风险进行阐述，认为就医经济风险是指人们为医治疾病而支付较大医疗费用的可能性。丁晓沧等通过就医经济风险概率和风险损失额两个指标来分析就医人群的经济风险状况[8]。就医经济风险概率通常用两周患病率、

① JUDITH G, HALLELLEN K, POWERS R T, et al. The frequency and financial burden of genetic disease in a pediatric hospital [J]. American journal of medical genetics, 1978, 1 (4): 417-436.

② GAUTAM S, NIJHAWAN M. Burden on families of schizophernic and chronic lung diease patients [J]. Indian journal of psychiatry, 1984, 26 (2): 156-159.

③ STANAWAY D J, FLAXMAN D A, NAGHAVI M, et al. The global burden of viral hepatitis from 1990 to 2013: findings from the Global Burden of Disease Study 2013 [J]. Lancet, 2016 (388): 1081-1088.

④ MILLS K T, XU Y, ZHANG W, et al. A systematic analysis of worldwide population-based data on the global burden of chronic kidney disease in 2010 [J]. Kidney international, 2015, 88 (5): 950-957.

⑤ ROSENSTEIN A H. Accountability and outcome management: Using data to manage and measure clinical performance [J]. American journal of medical quality, 1994, 9 (3): 116-121.

⑥ RUSSELL S. Ability to pay for health care: concepts and evidence [J]. Health policy plan, 1996, 11 (3): 219-237.

⑦ PRADHAN M, PRESCOTT N. Social risk management options for medical care in Indonesia [J]. Health Economics, 2002, 11 (5): 431-446.

⑧ 丁晓沧，章滨云，姜晓朋，等. 农村大病医疗保险方案中就医经济风险测量（Ⅰ）[J]. 中国初级卫生保健，2000 (1): 13-16.

两周就诊率、年住院率等指标来测量，而就医经济风险损失额则通过门诊次均费用、住院次均费用、年人均医疗费用等指标来衡量。另外一些学者借用流行病学里的相对危险度概念提出了相对风险度（RR）及其校正公式用于比较不同人群的就医经济风险。罗力等按样本中的就医人群的医疗费用高低进行分组，并用绝对和相对数值的方法测度不同组段就医人次和医疗费用，进而得出不同收入群体的就医经济风险差异①。该指标的优点是能较为准确地反映个体相对于他人的疾病经济风险状况，同时也能对医疗费用所带来的后果进行度量；缺点是并不能反映自我治疗所带来的经济风险。程晓明等曾用疾病经济负担来反映疾病经济风险，他们认为所谓疾病经济负担是指发病、残疾以及过早死亡带来的经济损失或资源消耗，包括社会经济损失和给特定人群带来的经济消耗②。该指标的突出特征是考虑了社会成本。按照疾病对患者及其家庭的影响是否直接，可以把经济负担分为直接经济负担和间接经济负担两类。其中直接经济负担指为了看病而支付的所有费用，包括购买医疗服务及为了获得医疗服务所产生的花费；而间接经济负担则主要是指因疾病引起的现时及未来的有效工作时间减少而带来的经济福利的减少。该指标的长处是能对疾病所带来的经济风险进行全面考量，缺点是不能对疾病风险的具体分布进行衡量。罗五金等提出了一个全新的概念疾病经济风险，他们认为疾病经济风险是指患者及其家庭因疾病而引发的经济风险，在这里更加强调经济风险对家庭的危害程度③。相对于上述两个概念，疾病经济风险的内涵更为广阔，它不仅限于患者及其家庭为治疗疾病而支付的现时费用，同时也包括因疾病发生而导致的患者及其家庭获取未来收入的能力的弱化及给未来经济福利带来的危害④。王静认为该指标除了反映疾病风险分布外，也对特定疾病所引发的经济风险进行度量。由于长期的风险损失额往往难以准确衡量，所以，也常用疾病经济负担或就医费用等概念来代替疾病经济风险。

---

① 罗力，姜晓朋，章滨云，等. 就医经济风险比较指标的探索 [J]. 中国初级卫生保健，2000（2）：15-17.

② 程晓明，罗五金. 卫生经济学 [M]. 北京：人民卫生出版社，2003.

③ 罗五金，吕晖，项莉，等. 疾病经济风险的内涵及评价综述 [J]. 中国卫生经济，2011，30（5）：60-62.

④ 王静. 农村贫困居民疾病经济风险及医疗保障效果研究 [M]. 北京：科学出版社，2014.

2. 疾病经济风险的应对方式

因病致贫的主要原因是，个体在遭受健康冲击时，不仅要支付大量的医疗费用，还可能暂时或永久性地丧失劳动能力，尤其是当健康风险发生在家庭主要劳动力身上时，健康贫困往往随之而至。为了看病，有的家庭不得不缩减其他生活开支、变卖家产，甚至损害学龄子女受教育的权利。这些应对措施从短期来看影响正常的生产、生活，从长远来看将导致贫困的代际传递。宏观层面，在短期内将影响我国共同富裕目标的实现，从长期来看将会制约整个社会的可持续发展。已有文献研究表明，疾病经济风险取决于医疗费用向实际经济损失转化的比例，主要受患者及家庭的经济状况和外来费用补偿两个方面的影响。当发生大额医疗费用时，外来的补偿机制对于降低疾病经济风险异常重要，常见的外来补偿机制包括医疗保障、借贷、抵押、群体互助及慈善等正式或非正式的制度。丁士军等指出家庭一般会根据风险等级对风险应对行为进行排序：动用现金或储蓄—借贷—高利贷—自我剥削式劳动、辍学打工—变卖消费性资产—变卖资产性资产—乞讨、堕落、犯罪[①]。风险应对越往后发展，家庭遭受打击的程度就越深，当然也有部分患者通过主动放弃治疗而避免家庭陷入更大的贫困当中。蒋远胜等则对农户应对疾病经济成本的策略进行分类，从应对的顺序来看，也是先从家庭本身出发，然后逐渐向外扩展。相比而言，个人或家庭的应对能力非常有限，即使是富裕人群也可能因为巨额的疾病治疗费用而陷入窘境，因此，外界支持显得尤为重要[②]。外部支持的行为主要包括借贷、寻求社会援助和捐赠以及构建预防性的医疗保险制度。前两种行为属于事后被动应对，具有极大的不确定性，不能成为一种稳定的社会支持来源，而建立医疗保险制度则是一种更加积极主动的应对方式。因此，世界上绝大多数国家都建立了以正式的医疗保障制度为基础，以非正式的分担机制为补充的医疗保障体系来积极应对疾病经济风险。事实上自从医疗保障制度建立之后，我国居民的风险应对策略顺序也发生了相应的改变。首先依然是家庭的自身经济储备，其次是医疗保障，最后才是家庭的

---

① 丁士军，陈传波. 经济转型时期的中国农村老年人保障 [M]. 北京：中国财政经济出版社，2005.

② 蒋远胜，JOACHIM V B. 中国西部农户的疾病成本及其应对策略分析：基于一个四川省样本的经验研究 [J]. 中国农村经济，2005 (11)：33-39.

社会支持网①。从理论上讲，各种医疗保障制度通过收集并管理各种资金，发挥经济风险共担的核心作用，即将经济风险从个人和家庭承担转化为所有参保者共同承担，进而起到化解疾病经济风险的作用。

关于疾病经济风险应对是否成功的标准有学者也进行了研究。蒋远胜等认为判定家庭风险应对是否成功需要回答三个问题：首先，是否导致家庭经济陷入崩溃；其次，是否减少或缓解由疾病造成的对家庭正常生产的冲击；最后，是否有效地保护家庭财产②。乔勇则指出上述评价标准仍不具体，他认为风险应对策略成功的标志应该是不能影响家庭正常生计的可持续性以及不违背社会的公序良俗，否则该家庭将深陷贫病循环或带给社会负面影响。在此基础上他对衡量标准进一步细化，提出只要家庭存在患者因经济原因未治愈而放弃治疗、放弃有利于家庭收入水平提高的技能培训投入以及变卖家里的生产资料等行为，都可以认为疾病经济风险的应对并不成功③。

绝大多数国家建立起医疗保障制度来积极应对疾病医疗风险，虽然各国采用的医疗保障筹资手段各有差异。一般来说，在以税收为筹资手段的国家，居民的疾病经济风险相对较轻，而以个体缴费为筹资手段的国家，居民的疾病经济风险相对较大。但是总的来说，医疗保障制度作为一项正式的应对疾病经济风险的机制已经在全世界被广泛接受和建立。

1.2.2 疾病经济风险的测量与评价

从现有的研究来看，对疾病经济风险的量化测量有较多的指标。国内一般通过风险概率和风险损失额等绝对风险度及相对风险度指标来测量。国外则通过创建如灾难性卫生支出的发生率、发生强度及致贫率等一系列指标对疾病经济风险进行深入研究④。此外，还有学者从医疗负担角度进行分析。

---

① 乔勇. 农户疾病风险应对中的支持网研究：以贫困地区农户为例 [J]. 求索，2012 (6)：27-29.

② 蒋远胜，JOACHIM V B. 中国西部农户的疾病成本及其应对策略分析：基于一个四川省样本的经验研究 [J]. 中国农村经济，2005 (11)：33-39.

③ 乔勇. 农户疾病风险应对中的支持网研究：以贫困地区农户为例 [J]. 求索，2012 (6)：27-29.

④ KAWABATA K, XU K, CARRIN G. Preventing impoverishment through protection against cata-strophic health expenditure [J]. Bull world health organ, 2002, 80 (8)：612；XU K, EVANS D B, KAWABATA K, et al. Household catastrophic health expenditure：a multicountry analysis [J]. Lancet, 2003, 362 (9378)：111-117.

1. 绝对风险度及相对风险度

绝对风险是风险的自然属性，可以从风险概率和风险额度两方面进行评价。风险概率指疾病发生以及卫生服务利用的概率，一般用两周患病率和就诊率来测量。而风险额度则是具体的医疗费用，主要包括门诊次均费用、住院次均费用等。相对风险则是风险的社会属性，用来比较不同经济状况患者及其家庭对风险的主观感受。相对风险度通过比较不同人群的医疗费用来衡量疾病风险，以一组为参照组，另外一组为对照组，以此来比较相对于参照组，对照组的风险大小。当然也有学者把人群的平均收入水平进行标化和矫正，形成校正相对风险度。一般而言，相对风险度（ralitive risk，RR）的大小反映了相对于目标人群，某一特定人群的疾病经济风险的大小[1]。若 RR 值等于 1，则该群体与观察人群的疾病经济风险大体相近；若 RR 值大于 1，则说明该群体的疾病经济风险高于观察人群，应该是医疗保障的重点对象；若 RR 值小于 1 则代表该群体的疾病经济风险低于观察人群。除此之外，他们还分别对门诊和住院疾病风险指标进行构建。陶立波等通过两周患病率、两周就诊率、年住院率、应住院未住院率等指标来考察疾病经济风险[2]。彭芳等发现，低收入农民疾病经济风险是高收入家庭的 3 倍，贫困人群疾病经济风险是非贫困人群的 6 倍[3]。另有学者指出疾病经济风险高的人群主要是那些家庭经济状况相对贫困且发生过大病的人群[4]。王静等认为，大部分人群都处于低疾病经济风险中，但是依然有 15.09% 的人群面临较高的疾病经济风险；县和县级以上医院住院人群疾病经济风险分别是乡镇卫生院住院人群的 2.40 倍和 6.20 倍[5]。除此之外，年龄较大、居住在农村地区、慢性病患者、女性都面临较高的

① 郝模，丁晓沧，罗力，等. 农村居民疾病经济风险测定方法及意义 [J]. 中国初级卫生保健，1997（10）：19-20.

② 陶立波，杨莉. 农村居民慢性病疾病经济负担与风险研究 [J]. 中国卫生经济，2007（11）：27-29.

③ 彭芳，陈迎春，徐锡武，等. 湖北省新型农村合作医疗试点县农民疾病经济风险分析 [J]. 中国卫生经济，2004（7）：34-36.

④ 张亮，贾红英，张新平，等. 疾病家庭相对经济风险分析 [J]. 中国农村卫生事业管理，1998（2）：8-9；惠娜，薛秦香，高建民，等. 新型农村合作医疗试点县农民疾病经济风险分析 [J]. 中国初级卫生保健，2006（12）：3-6.

⑤ 王静，陈李娜，张亮，等. 不同收入农村家庭疾病经济风险分析 [J]. 中国卫生经济，2013，32（10）：44-47.

疾病经济风险①。王亭艳等对新疆老年肺癌患者的疾病经济风险进行了分析，得出老年肺癌患者年人均直接经济负担 5 年均在 65 193.47 元以上，非医疗费用加重了疾病经济负担，直接疾病经济负担占家庭收入的比重大，均在 61.34% 以上，此外，女性、无业、失业、低收入、农民等弱势老年群体的疾病经济风险也比较大②。

2. 灾难性医疗支出

灾难性医疗支出指的是家庭医疗支出等于或超过家庭收入或非食品支出的一定比例。Kawabata 等对 60 个国家的数据分析表明，低收入群体的灾难性医疗支出发生率高于高收入家庭。老年人、残疾人或慢性病患者更加需要医疗服务并缺乏经济资源，因此他们更有可能面临灾难性医疗支出③。Xu 等指出灾难性医疗支出在各国之间差异很大，转型国家和某些拉丁美洲国家的灾难性医疗支出率最高，同时得出需要支付的医疗服务的可用性、低支付能力以及缺乏预付款或健康保险是灾难性医疗支出产生的根本原因④。Doorslaer 等对亚洲地区的灾难性医疗支出进行研究，2003 年，孟加拉国、中国、印度、尼泊尔和越南在很大程度上依赖于自付医疗支出，因此灾难性支出的发生率最高，而斯里兰卡、泰国和马来西亚等国家因为限制了卫生筹资的个人支出份额，因此灾难性医疗支出发生率相对较小⑤。印度的一项研究表明，仅仅提供保险计划，将无法充分保护穷人免于因健康支出造成的贫困，因此，要加大对贫困群体的保护力度⑥。家庭医疗费用支出占卫生总费用的比例较高是灾难性医疗支出发生的根本原因，越南的 Minh 等指出该国家庭医疗消费占比高达 50%~70%，因此很多家庭因为

---

① 李绍军，王汝芬，郑瑜. 医疗救助试点城市贫困人群疾病经济风险分析 [J]. 中国初级卫生保健，2009，23（01）：10-11.

② 王亭艳，胡越，欧阳静. 医养结合视阈下老年人肺癌疾病经济负担及经济风险 [J]. 中国老年学杂志，2018，38（15）：3780-3782.

③ KAWABATA K，XU K，CARRIN G. Preventing impoverishment through protection against catastrophic health expenditure [J]. Bulletin of the World Health Organization，2002，80（8）：612.

④ XU K，EVANS D B，KAWABATA K，et al. Household catastrophic health expenditure: a multicountry analysis [J]. Lancet，2003，362（9378）：111-117.

⑤ DOORSLAER E V，O'DONNELL O，RANNAN-ELIYA R P，et al. Catastrophic payments for health care in Asia [J]. Health economics，2007，16（11）：1159-1184.

⑥ SHAHRAWAT R，RAO K D. Insured yet vulnerable: out-of-pocket payments and India's poor [J]. Health policy and planning，2012，27（3）：213-221.

医疗费用的支出而陷入贫困[①]。Raban 等对孟加拉国的研究显示，与传统的治疗方案相比，住院、门诊都显著提升了灾难性医疗支出的发生率，因此，需要提供更多的财务风险保护，才能保护家庭免受医疗费用支出的影响[②]。最新的一项研究表明慢性病对于灾难性医疗支出的发生具有显著的影响，Arsenijevic 等通过对 15 个欧洲国家被诊断为糖尿病、心血管疾病和癌症的老年人进行分析，得出即使在欧洲一些最富裕的国家，诊断为慢性病的家庭也面临着较高的灾难性医疗支出，这种影响因国家而异，因此，作者提出鉴于欧洲人口老龄化的发展，加强老年慢性病患者经济保护至关重要[③]。

目前有关中国灾难性医疗支出的研究已经在多方面展开，从研究内容来看主要集中在以下六个方面：一是灾难性医疗支出的测算方法；二是某类疾病的灾难性医疗支出，这些研究主要集中在从事医学研究的学者群体里，本书考察所有疾病风险对家庭造成的影响，对此不做单独梳理；三是灾难性医疗支出与贫困之间的关系；四是各类保险在减少灾难性医疗支出方面的作用，具体包括城镇职工医疗保险、新农合、城镇居民医疗保险及大病医疗保险在减轻医疗负担方面的作用；五是某类人群或区域的灾难性医疗支出分析；六是灾难性医疗支出的影响因素分析。

（1）我国灾难性医疗支出的现状研究。

不同的学者采用不同的数据库和衡量标准对我国的灾难性医疗支出的发生率进行了研究，得出的结论并不一致。总体而言，老年人、慢性病人和穷人的灾难性医疗支出发生率明显要比全社会平均的灾难性医疗支出高。Liu 等运用 1998 年和 2003 年两次国家卫生服务调查数据，得出 2003 年中国家庭灾难性卫生支出的发生率为 15.3%，城镇和农村分别为 13.8% 和 15.8%。从 1998 年到 2003 年，家庭灾难性卫生支出的发生率在城镇地

① MINH H V, KIM PHUONG N T, SAKSENA P, et al. Financial burden of household out-of pocket health expenditure in Viet Nam: Findings from the National Living Standard Survey 2002—2010 [J]. Social science & medicine, 2013（96）：258-263.

② RABAN M Z, DANDONA R, DANDONA L. Variations in catastrophic health expenditure estimates from household surveys in India [J]. Bulletin of the World Health Organization, 2013, 91（10）：726-735.

③ ARSENIJEVIC J, PAVLOVA M, RECHEL B, et al. Catastrophic Health Care Expenditure among Older People with Chronic Diseases in 15 European Countries [J]. PLOS One, 2016, 11（7）.

区下降了，但在农村地区却上升了，医疗支出使生活在贫困线以下的农村家庭数量增加了44.3%，医疗支出已成为中国农村短期贫困的重要原因[①]。封进等将个人医疗支出占家庭人均年收入10%、20%和40%作为灾难性医疗支出的判定标准，利用2004年中国健康和营养调查数据测算我国农村灾难性医疗支出发生率最高可达46.10%[②]。吴群红等对灾难性医疗支出的敏感性进行分析，他们通过设置不同的阈值水平，得出我国灾难性医疗支出发生率为5.19%~13%。他们还得出灾难性医疗支出发生率随着界定标准的提高而降低，得出类似结论的还有许建强等[③]。Li等根据第四次全国卫生服务调查，对55 556个不同特征的家庭进行分析，得出我国灾难性卫生支出率为13.0%，医疗支出的致贫率为7.5%。Li等对陕西省眉县的抽样调查数据进行分析，得出灾难性卫生支出的发生率由8.51%下降到5.38%，平均差距由4.14%下降到2.45%，相对差距由21.40%下降到19.64%[④]。王丽丹等通过实地调研对农村脆弱人群的灾难性医疗支出进行研究，得出农村老年人的灾难性医疗支出发生率为25.58%[⑤]。另有学者指出灾难性医疗支出的发生呈现出聚集性，致贫性医疗支出主要聚集在贫困线边缘家庭，而这些家庭当中有70%没有得到任何医疗救助[⑥]。

（2）灾难性医疗支出的影响因素研究。

许多学者对灾难性医疗支出的影响因素进行积极探索，本书从两个方面对已有文献进行梳理：一是研究的对象。当前的研究主要集中在以下群

① LIU Y, RAO K, HSIAO W C. Medical Expenditure and Rural Impoverishment in China [J]. Journal of health, population and nutrition, 2003, 21（3）: 216-222.

② 封进, 李珍珍. 中国农村医疗保障制度的补偿模式研究 [J]. 经济研究, 2009, 44（4）: 103-115.

③ 吴群红, 李叶, 徐玲, 等. 医疗保险制度对降低我国居民灾难性卫生支出的效果分析 [J]. 中国卫生政策研究, 2012, 5（9）: 62-66; 许建强, 郑娟, 李佳佳, 等. 全民健康覆盖下城乡家庭灾难性卫生支出测量及差异分析 [J]. 卫生经济研究, 2019（3）: 35-38.

④ LI Y, WU Q, XU L, et al. Factors affecting catastrophic health expenditure and impoverishment from medical expenses in China: policy implications of universal health insurance [J]. Bulletin of the World Health Organization, 2012, 90（9）: 664-671.

⑤ 王丽丹, 王安珏, 吴宁, 等. 安徽省农村脆弱人群现金卫生支出致贫影响及其相关因素分析 [J]. 中国卫生经济, 2013, 32（5）: 69-71.

⑥ 孙菊. 城镇老年人口医疗保险保障效果分析 [J]. 中华医院管理杂志, 2014, 30（9）: 675-678.

体当中，包括农村群体①、贫困家庭②、老年人及慢性病群体③。二是具体的影响因素。主要包括健康状况、收入水平、医疗保障等方面④，此外还包括性别、居住地、年龄、教育水平、家庭人数、家庭信息获取能力及社会支持系统等方面⑤。

（3）致贫性医疗支出。

医疗支出的致贫影响也可以作为测量疾病经济风险的重要指标。根据2016年国民经济和社会发展统计公报，2015年5 575万农村贫困人口当中，因病致贫的比例高达44.1%。由于贫困的脆弱性、疾病风险的不确定性和经常性，加之人口老龄化的过程加速，可以预见健康贫困问题不会因为绝对贫困人口的消失而消失。因病致贫问题不仅影响共同富裕目标的实现，同时也会影响我国经济社会的可持续发展。

（4）医疗负担。

衡量疾病经济风险的另外一个常用的概念是医疗负担。医疗负担是指医疗费用支出带来的经济损失⑥。但是对于如何界定经济损失学界却一直没有公认和统一的标准，有学者直接以医疗费用支出为依据⑦，谭晓婷等

① 陈在余，李薇，江玉. 农村老年人灾难性医疗支出影响因素分析 [J]. 华南农业大学学报（社会科学版），2017，16（1）：45-53；朱敏，徐凌中，王兴洲，等. 威海市农村家庭灾难性卫生支出的影响因素研究 [J]. 中国卫生事业管理，2006（6）：327-328；黄术生，尹爱田. 山东省农村家庭灾难性卫生支出及其影响因素 [J]. 中国公共卫生，2018，34（9）：1221-1223.

② 练乐尧，毛正中. 我国城市贫困家庭的灾难性卫生支出研究 [J]. 西北人口，2008（5）：79-82；卢雪梅，慈勤英. 贫困家庭灾难性卫生支出的影响因素与医疗救助政策选择：基于阿马蒂亚·森的可行能力视角 [J]. 广西社会科学，2017（8）：152-157；黄宵，李婷婷，顾雪非，等. 城市低保家庭灾难性卫生支出现状及影响因素实证分析 [J]. 中国卫生经济，2017，36（6）：63-67.

③ 王中华，李湘君. 老年慢病家庭灾难性卫生支出影响因素及其不平等分析 [J]. 人口与发展，2014，20（3）：87-95；张薇薇，李国红. 老年人家庭灾难性卫生支出现况及其影响因素研究 [J]. 上海交通大学学报（医学版），2015，35（3）：432-436.

④ 褚福灵. 灾难性医疗支出研究 [J]. 中国医疗保险，2016（3）：24-26；徐文娟，褚福灵. 灾难性卫生支出水平及影响因素研究：基于CHARLS数据的分析 [J]. 社会保障研究，2018（5）：64-72.

⑤ 卢雪梅，慈勤英. 贫困家庭灾难性卫生支出的影响因素与医疗救助政策选择：基于阿马蒂亚·森的可行能力视角 [J]. 广西社会科学，2017（8）：152-157.

⑥ 关志强，董朝晖. 医疗保险制度下个人医疗负担评价方法探讨 [J]. 中国卫生经济，2004（1）：47-48.

⑦ WAGSTAFF A, LINDELOW M. Can insurance increase financial risk?: The curious case of health insurance in China [J]. Journal of health economics, 2008, 27（4）：990-1005；胡宏伟，栾文敬，李佳怿. 医疗保险、卫生服务利用与过度医疗需求：医疗保险对老年人卫生服务利用的影响 [J]. 山西财经大学学报，2015，37（5）：14-24.

将医疗负担分为直接经济负担和间接经济负担两类[①]。直接经济负担主要包括医疗服务的购买（主要包括门诊费、住院费及药品费），间接经济负担主要是指因病而损失的机会成本，包括疾病导致工作时间减少带来的现时收入损失及未来有效工作时间减少或工作能力降低造成的经济福利的减少。由于间接经济负担具有较大的不确定性，实证分析中多对直接经济负担当中的医疗服务购买费用进行分析。除此之外，部分学者认为家庭实际医疗支出费用并没有考虑家庭的实际经济状况，他们倾向于通过家庭医疗支出占家庭收入或家庭支出的比重变化来考察家庭医疗负担问题[②]。事实上单独以医疗支出作为经济损失并不能完全反映家庭的实际医疗负担，更为准确的方式应该是把获得医疗服务而产生的额外花费也计算在内，然而目前的绝大多数研究并没有计算这部分非直接医疗支出，因而也就不能准确反映家庭的实际医疗负担。

1.2.3 医疗保障制度及其抗风险效果评价

疾病经济风险的不确定性、高昂的医疗费用及人们的风险规避本性使得风险共担机制成为人们应对风险的最重要的制度保证。随着社会的不断发展，精算技术水平及管理水平的提高，多层次、多主体的医疗保障制度得以产生和发展，目前绝大多数国家都建立起适合本国国情的医疗保障体系。

现存的医疗保障制度主要包括公共医疗保险、社区医疗保险、商业医疗保险、慈善、医疗救助及补充性医疗保险等基本形式。由于每种保险的定位和责任并不相同，它们在筹资、运作和保障水平方面存在较大差异。但是共同点是都通过筹资来分散风险，从而实现互助共济、化解风险的目的，为居民发生疾病经济风险时提供财务保护，避免因病致贫。医疗保障制度对疾病经济风险的分散作用虽然在已有文献中没有明确，但是一般认为，医疗保障制度对患者及其家庭的保护，不应该使其本人及家庭陷入贫困或保持在贫困状态。

---

① 谭晓婷，钟甫宁. 新型农村合作医疗不同补偿模式的收入分配效应：基于江苏、安徽两省30县1500个农户的实证分析 [J]. 中国农村经济，2010 (3)：87-96.

② 张微宇，乐章. 新农合政策效果评价及其解释：基于2014年农户调查数据实证分析 [J]. 西北人口，2015, 36 (3)：81-85；滕海英，许丁才，熊林平，等. 西安市社区老年人慢性病医疗需求与负担调查分析 [J]. 中国卫生统计，2013, 30 (2)：259-260.

面对日益加大的疾病经济风险，世界各国大多建立正规的医疗保障制度来积极应对，因为非正规的应对策略在面对重大疾病冲击时能够发挥的作用非常有限①。实际上早在 20 世纪 60 年代美国学者 Arrow 就指出医疗保险不仅能够缓解医疗风险给个人和家庭带来的经济损失，而且可以使因经济问题无法就医的个人获得及时的医疗服务②。Grogger 等研究发现，实施全民医保后墨西哥的医疗负担显著下降③。Devadasa 等通过对大量的文献进行研究得出，各种医疗保险抵御疾病经济风险的作用并不一致，如印度的两种医疗保险制度"ACCORD"和"SEWA"都减少了一半的灾难性医疗支出发生率，但在住院患者当中依然分别有 4% 和 23% 发生了灾难性医疗支出，补偿比例越低越倾向于发生灾难性医疗支出④。Somkotra 等对泰国的全民医疗保障计划进行研究，结果发现灾难性医疗支出和致贫性医疗支出都大幅降低，证明该项计划是一项非常有价值的社会保护战略⑤。Grogger 等对墨西哥的公共医疗保险进行研究发现，保险计划的实施大幅减少了城市家庭的灾难性支出，但是对偏远农村地区的灾难性卫生支出缓解作用并不显著⑥。Mekonen 等的研究发现基于社区的健康保险为埃塞俄比亚东北部家庭的灾难性医疗支出提供了重要的财务保障⑦。因此，政府需

---

① AJEFU J B. Income shocks, informal insurance mechanisms, and household consumption expenditure: Micro-evidence from Nigeria [J]. international journal of social economics, 2017, 44 (12): 1818-1832.

② ARROW K J. Uncertainty and the welfare economics of medical care [J]. The American Economic Review, 1963, 53 (5): 941-973.

③ GROGGER J, ARNOLD T, LEÓN A, et al. Heterogeneity in the effect of public health insurance on catastrophic out-of-pocket health expenditures: the case of Mexico [J]. Health policy and planning, 2008 (30): 593-599.

④ DEVADASAN N, CRIEL B, DAMME V W, et al. Indian community health insurance schemes provide partial protection against catastrophic health expenditure [J]. BMC health services research, 2007 (7): 43.

⑤ SOMKOTRA T, LAGRADA L P. Payments for health care and its effect on catastrophe and impoverishment: Experience from the transition to Universal Coverage in Thailand [J]. Social science & medicine, 2008, 67 (12): 2027-2035.

⑥ GROGGER J, ARNOLD T, LEÓN A, et al. Heterogeneity in the effect of public health insurance on catastrophic out-of-pocket health expenditures: the case of Mexico [J]. Health policy and planning, 2008 (30): 593-599.

⑦ MEKONEN A M, GEBREGZIABHER M G, TEFERRA A S. The effect of community based health insurance on catastrophic health expenditure in Northeast Ethiopia: A cross sectional study [J]. PLOS ONE, 2018, 13 (10): 11.

要扩大社区健康保险，以保护非保险家庭免受灾难性的医疗支出①。然而另外一些研究则认为医疗保险对于抵御疾病经济风险并没有发挥作用，部分国家的研究甚至显示医疗保险加重了居民的经济负担。Ekman 对赞比亚的一项研究发现，医疗保险的作用是令人惊讶的，医疗保险并没有抵御灾难性医疗支出风险，实际上反而加重了这种风险②。Jütting 对塞内加尔的研究表明，医疗保险虽然提高了贫困人群的医疗服务利用率，制度的设计也实现了吸引穷人的目标，但最贫困的人群却因支付能力有限而被排除在制度之外③。Cavagnero 等根据阿根廷的医疗融资体系改革得出，没有证据表明，拥有医疗保险就可以显著降低灾难性医疗支出，灾难性医疗支出降低的关键不在于是否拥有医疗保险，而是医疗保障水平及对贫困人群医疗费用的减免④。

学者们就中国医疗保险是否减少灾难性医疗支出的发生也进行了研究，部分学者认为医疗保险对减少灾难性医疗支出起到了正面的作用，但绝大多数学者则认为医疗保险对于减少灾难性医疗支出的作用不大。王晓蕊等利用八地的调研数据，实证得出基本医疗保险在减少灾难性医疗支出方面起到了积极的作用⑤；然而另有学者在克服内生性干扰的基础上，得出新农合政策对农民灾难性医疗支出发生率没有显著影响⑥。高广颖等对大病保险的补偿效果进行分析，得出补偿后灾难性医疗支出发生率有所下降但并不明显⑦。杨红燕等得出全民医疗保险实行有效地应对了灾难性医

① 覃娴静，韦波，冯启明. 新农合覆盖后广西农村地区卫生筹资公平性评价 [J]. 广西医学，2019，41 (14)：1873-1877.

② EKMAN B. Catastrophic health payments and health insurance：Some counterintuitive evidence from one low-income country [J]. Health policy，2007，83 (2-3)：304-313.

③ JÜTTING J P. Do Community-based Health Insurance Schemes Improve Poor People's Access to Health Care? Evidence From Rural Senegal [J]. World Development，2004，32 (2)：273-288.

④ CAVAGNERO E，CARRIN G，XU K，et al. Health financing in Argentina：an empirical study of health care expenditure and utilization [J]. Innovations in health financing：working paper series，2006 (8)：28.

⑤ 王晓蕊，王红漫. 基本医疗保障制度对于改善灾难性卫生支出效果评价 [J]. 中国公共卫生，2017，33 (6)：901-904.

⑥ 陈在余，江玉，李薇. 新农合对农村居民灾难性医疗支出的影响：基于全民覆盖背景分析 [J]. 财经科学，2016 (12)：110-120.

⑦ 高广颖，马骋宇，胡星宇，等. 新农合大病保险制度对缓解灾难性卫生支出的效果评价 [J]. 社会保障研究，2017 (2)：69-76.

疗支出的风险，但是不同类型的医疗保险的保障效果存在差异①。

关于医疗保险与医疗负担之间的关系研究也在多方面开展，但是对于医疗保险能否降低医疗负担同样存有争议，概而言之共有两类相互对立的观点：一种观点认为医疗保险能够降低个人和家庭的医疗负担，它主要通过医疗消费的价格补贴来减轻患者及其家庭的实际医疗负担。刘国恩等人利用中国老年健康影响因素跟踪调查数据（CLHLS），通过构建两部模型、样本选择模型和广义线性模型，发现医保制度可以显著减轻家庭的医疗负担②。黄晓宁等利用 OLS 方法、张微宇等利用 Logistic 模型对中国新农合的研究也得出了类似的结论③。周钦利用 2007—2011 年"国务院城镇居民基本医疗保险试点评估"调查数据，得出当前的医疗保险制度显著减轻了居民的医疗经济负担④。但是另外一部分学者指出，医疗保险并没有减轻患者及其家庭的医疗负担。归纳起来主要有三方面的理由，即医疗保险可能会增加医疗服务需求、提升医疗服务质量的期望以及引发过度医疗问题，在报销比例不变的情况下，实际医疗负担并没有降低。Wagstaff 等通过双重差分分析发现，2003—2008 年，无论是城镇职工医疗保险抑或是新农合都未降低居民的家庭医疗负担⑤。Lei 等基于 CHNS 样本，通过个体固定效应模型、工具变量评估法和 PSM－DID 等方法，得出新农合并没有减少医疗自付支出⑥。胡宏伟等通过面板固定效应 Tobit 模型发现城镇居民医疗保险促进了家庭绝对医疗支出和相对医疗支出的增长⑦。程令国等应用 2005

① 杨红燕，聂梦琦，李凡婕. 全民医保有效抵御了疾病经济风险吗？［J］. 统计与决策，2018，34（14）：59-63.

② 刘国恩，蔡春光，李林. 中国老人医疗保障与医疗服务需求的实证分析［J］. 经济研究，2011，46（3）：95-107.

③ 黄晓宁，李勇. 新农合对农民医疗负担和健康水平影响的实证分析［J］. 农业技术经济，2016（4）：51-58；张微宇，乐章. 新农合政策效果评价及其解释：基于 2014 年农户调查数据实证分析［J］. 西北人口，2015，36（3）：81-85.

④ 周钦. 医疗保险视角下的中国家庭金融研究［D］. 成都：西南财经大学，2013.

⑤ WAGSTAFF A, LINDELOW M. Can insurance increase financial risk?: The curious case of health insurance in China［J］. Journal of health economics, 2008, 27（4）：990-1005；WAGSTAFF A, LINDELOW M, JUN G, et al. Extending health insurance to the rural population: An impact evaluation of China's new cooperative medical scheme［J］. Journal of Health economics, 2009, 28（1）：19.

⑥ LEI X, LIN W. The New Cooperative Medical Scheme in rural China: does more coverage mean more service and better health［J］. Health economics, 2009, 18（S2）：S25-S46.

⑦ 胡宏伟，刘雅岚，张亚蓉. 医疗保险、贫困与家庭医疗消费：基于面板固定效应 Tobit 模型的估计［J］. 山西财经大学学报，2012，34（4）：1-9.

年和 2008 年中国老年健康影响因素跟踪调查数据（CLHLS），得出中国老年人的实际医疗支出和大病支出发生率并未显著下降①。丁锦希等通过 Tobit 模型对新农合进行研究也发现，新农合对降低医疗费用支出的作用有限②。

医疗保障的减贫效果一直受到国内外学者的关注。美国的一项研究认为医疗补助计划为 5 400 万美国人提供保险服务，并且使得至少 260 万人免于陷入贫困③。一些发展中国家如孟加拉国、塞内加尔及加纳等国的研究也表明了医疗保险在减少贫困方面的重要作用，增加政府在卫生方面的支出和增加家庭获得医疗保险的机会可以减少贫困④。仇雨临等认为多重医疗保障的反贫困效果明显，他们概括出医疗保障主要通过两种途径来发挥减贫的效果：一是通过减轻患者的就医经济负担；二是促进健康水平的提高，从而增加或维持其收入水平⑤。在医疗保险方面，医疗保险切断了健康与贫困恶性循环的作用点，通过补偿疾病经济风险的损失，促进对健康的投资⑥。在医疗救助方面，通过为贫困患者直接买单以及对陷入困境的人群实施专项经济支持，来有效遏制贫困的蔓延⑦。然而另有学者认为医疗保险的反贫困效果依然值得商榷。解垩利用中国健康与营养调查数据（CHNS）分析了医疗保险补偿后的 FGT 指数，发现医疗保险对贫困有降低

① 程令国，张晔. "新农合"：经济绩效还是健康绩效？［J］. 经济研究，2012，47（1）：120-133.

② 丁锦希，李晓婷，顾海. 新型农村合作医疗制度对农户医疗负担的影响：基于江苏、安徽、陕西的调研数据［J］. 农业经济问题，2012（11）：91-97.

③ SOMMERS B D, OELLERICH D. The poverty-reducing effect of Medicaid［J］. Journal of health economics，2013，32（5）：816-832.

④ ASFAW A, JÜTTING J P. The role of health insurance in poverty reduction: empirical evidence from senegal［J］. International journal of public administration，2007，30（8-9）：835-858; HAMID S A, ROBERTS J, MOSLEY P. Can Micro health insurance reduce poverty? evidence from bangladesh［J］. Journal of risk and insurance，2011，78（1）：57-82; ARYEETEY G C, WESTENENG J, SPAAN E, et al. Can health insurance protect against out-of-pocket and catastrophic expenditures and also support poverty reduction? Evidence from Ghana's National Health Insurance Scheme［J］. International journal for equity in health，2016，15（1）：116.

⑤ 仇雨临，张忠朝. 贵州少数民族地区医疗保障反贫困研究［J］. 国家行政学院学报，2016（3）：69-75.

⑥ 左停，徐小言. 农村"贫困-疾病"恶性循环与精准扶贫中链式健康保障体系建设［J］. 西南民族大学学报（人文社科版），2017，38（1）：1-8.

⑦ 章晓懿，沈崴奕. 医疗救助对低收入家庭贫困脆弱性的缓解作用研究［J］. 东岳论丛，2014，35（8）：10-16.

作用，但总体而言效果十分有限。有文献指出即使在医疗保障报销之后，医疗费用引致的贫困发生率和发生强度几乎没有变化①，得出同样结论的还有 Yang 等的研究②。综上可知，医疗保险的减贫效果存在较大的差异，究其原因主要是各国医疗保障制度设计、外部环境、样本的选择及实证方法存在较大的差异③。此外，有不少学者提出了提升医疗保障的反贫困效果的政策建议，如完善大病医疗保险制度、注重健康贫困的协同治理效应、构建多层次医疗保障体系等④。

总的来说，我国现行的不同医疗保障制度抵御疾病经济风险的效果存在一定差异⑤。其中拥有城镇职工基本医疗保险、公费医疗及商业医疗保险的人群疾病经济负担下降了5%或4%，而享有城镇居民医疗保险和新型农村合作医疗的人群疾病经济负担并没有明显下降⑥。解垩利用中国健康与营养调查（CHNS）数据，分析了1989—2006年医疗保险对城乡家庭的反贫困效应，得出医疗保险在减少收入不平等方面的作用甚微；同时对贫困曲线的分析也表明，医疗保险实施前后，城乡因病致贫率并未降低，医疗保险在缓解灾难性卫生支出方面的作用有限⑦。练乐尧等对城市贫困家庭的多因素分析指出，拥有医疗保障的家庭发生灾难性卫生支出的可能性会降低，但仅依靠医疗保险很难解决贫困人口的健康问题⑧。康莉莉等对

① 解垩. 医疗保险与城乡反贫困：1989-2006 [J]. 财经研究，2008，34（12）：68-83.

② YANG W. Catastrophic outpatient health payments and health payment－induced poverty under China's new rural cooperative medical scheme [J]. Applied economic perspectives and policy，2015，37（1）：64-85.

③ ILESANMI O S，ADEBIYI A O，FATIREGUN A A. Contribution of household health care expenditure to poverty in Oyo State，South West Nigeria：A rural and urban comparison [J]. Journal of health management & informatics，2017，4（3）：64-70.

④ 王飞跃. 基本医疗保险制度的改革与反贫困研究 [M]. 北京：中国社会科学出版社，2014；翟绍果. 健康贫困的协同治理：逻辑、经验与路径 [J]. 治理研究，2018，34（5）：53-60；张仲芳. 精准扶贫政策背景下医疗保障反贫困研究 [J]. 探索，2017，（2）：81-85.

⑤ 王静，吕晖，项莉，等. 医疗保障制度抵御疾病经济风险的作用综述 [J]. 中国卫生经济，2011，30（6）：12-14；陈李娜，王静. 农村低收入人群疾病经济风险的医疗保障问题研究综述 [J]. 中国卫生经济，2013，32（12）：27-29.

⑥ 陈瑶，熊先军，刘国恩，等. 我国医疗保险对城镇居民直接疾病经济负担影响研究 [J]. 中国卫生经济，2009，28（2）：13-16；匡晶晶，王中华，杜晶琳. 中国中老年慢性非传染性疾病家庭疾病经济风险分析 [J]. 南京医科大学学报（社会科学版），2017，17（3）：190-193.

⑦ 解垩. 医疗保险与城乡反贫困：1989—2006 [J]. 财经研究，2008，34（12）：68-83.

⑧ 练乐尧，毛正中. 我国城市贫困家庭的灾难性卫生支出研究 [J]. 西北人口，2008（5）：79-82.

内蒙古新农合的研究发现，实际住院补偿比例偏低，一部分医疗费用仍由农村居民个人承担，贫困家庭难以抵抗灾难性卫生支出风险，同时收入水平低下和不断上涨的医疗费用导致的灾难性医疗支出仍然存在①。张广科基于九省的实际调研表明，农村居民疾病风险分布的差异较大，不同补偿方案对农户疾病经济风险的分担能力差异较大②。一些学者对新农合的研究显示，医疗保险在降低疾病经济风险方面起了一定的作用，但总体而言，这种保护的作用是有限的，依然需要加大力度③。陈骅璋等对安徽省2013—2014年新农合制度抗疾病风险能力进行分析，得出虽然抗风险能力有所提升，但提升有限，应通过改革支付方式、控制病人外流、完善多层次保障体系等手段，逐渐减少农民因病致贫的风险④。陈瑶等利用国务院城镇居民基本医疗保险试点评估入户调查数据的分析表明，基本医疗保险对居民的疾病经济负担几乎没有影响，可能的原因是2008年时该保险刚刚实行，参保人群的潜在需求正处于释放阶段⑤。另外有学者对新农合的研究发现，新农合不能有效降低医疗费用支出⑥。姜德超等指出不同医疗保险计划的实施效果并不相同，尽管职工医疗保险在缓解灾难性支出方面作用明显，但总体而言，新农合和城乡居民医疗保险的保障效果并不明显，参保人的疾病经济风险仍然比较重，特别是中老年人和低收入家庭作为灾难性医疗支出的高发群体，并未受到医疗保险的充分照顾⑦。李亚青指出

① 康莉莉，李长乐，杜惠峰等. 内蒙古新型农村合作医疗住院实际补偿效果研究 [J]. 医学与社会，2015，28（3）：42–43.

② 张广科. 新型农村合作医疗的疾病风险分担能力研究：基于9省调研的实证分析 [J]. 统计研究，2009，26（9）：70–76.

③ 张徵宇，乐章. 新农合政策效果评价及其解释：基于2014年农户调查数据实证分析 [J]. 西北人口，2015，36（3）：81–85；黄晓宁，李勇. 新农合对农民医疗负担和健康水平影响的实证分析 [J]. 农业技术经济，2016（4）：51–58.

④ 陈骅璋，储诚志，徐恒秋，等. 安徽省新农合制度抗疾病风险能力探析 [J]. 中国卫生政策研究，2015，8（11）：31–35.

⑤ 陈瑶，熊先军，刘国恩，等. 我国医疗保险对城镇居民直接疾病经济负担影响研究 [J]. 中国卫生经济，2009，28（2）：13–16.

⑥ 丁锦希，李晓婷，顾海. 新型农村合作医疗制度对农户医疗负担的影响：基于江苏、安徽、陕西的调研数据 [J]. 农业经济问题，2012（11）：91–97；宁满秀，刘进. 新型农村合作医疗制度对农户医疗负担的影响：基于供给者诱导需求视角的实证分析 [J]. 公共管理学报，2014，11（3）：59–69.

⑦ 姜德超，吴少龙，魏予辰. 新医改缓解了看病贵吗？：来自两省家庭灾难性卫生支出分析的证据 [J]. 公共行政评论，2015，8（5）：4–29.

医疗保险制度在减轻老年人群和慢性病人群的疾病经济风险方面有显著作用，但是公费医疗和职工医疗保险的效果明显好于其他保险形式[①]。刘莉等认为医疗保险虽然降低了整个受益群体的疾病经济风险，但原有高负担群体的医疗支出比的降幅依然小于其他群体[②]。

既往的研究对于认识我国疾病经济风险及其保障效果具有重要的价值和意义，同时也应该注意到既往的研究仍有必要进一步拓展和优化。首先，从研究对象来看，当前的研究尤以老年人、农村居民和慢性病群体居多，很少有文献关注到中年人群体，多数研究没有对快速发展的老龄化问题引起足够重视。其次，从衡量指标来看，大多数研究仅从疾病经济风险的某一个指标进行衡量，不能全方位、多角度反映疾病经济风险及其保护效果。再次，从分析对象来看，现有研究没有对城乡、区域内部进行深入分析，鲜有文献对不同医疗保险类型的作用效果进行对比分析，对医疗保障缓解疾病风险的作用机制还有待进一步深化。最后，数据的使用。迄今为止，使用追踪调查数据对疾病经济风险进行分析的研究还比较鲜见，因而当前的研究不能从纵向上对疾病经济风险的发展变化情况进行总体把握。

1.3 研究目标、研究方法与数据来源

1.3.1 研究目标

本书将结合全国大型调查问卷对我国中老年人疾病经济风险进行多方位、多角度考察，力争对我国中老年人疾病经济风险现状进行了解，同时对我国医疗保障抵御疾病经济风险的效果进行分析，深入探讨医疗保障的实际效果。在认清现状的基础上对影响我国医疗保障实施效果的因素进行全面分析，找出制约因素，在借鉴国际经验的基础上提出相关的政策建议，为我国未来医疗保障改革提供理论及实证依据。

---

① 李亚青. 城镇职工基本医疗保险分散大病风险研究：基于广东典型地区的分析 [J]. 人口与发展，2014，20（1）：33-41.

② 刘莉，林海波. 医保一体化降低了健康状况不佳城乡居民的医疗负担吗?：基于分位数倍差法的分析 [J]. 财经论丛，2018（8）：22-31.

1.3.2 研究方法

1. 文献研究法

文献研究法是指搜集和分析现存的相关资料，并从中梳理脉络，进而形成对事实的科学认识的研究方法。其一，本书通过梳理国内外疾病经济风险及医疗保障效果的研究成果，为准确把握研究前沿奠定了良好的基础；其二，在具体研究方面，对已有文献使用的相关理论和研究方法进行归纳；其三，对疾病经济风险及医疗保障效果的成因、发展和政策建议也都采取了该方法。

2. 定性与定量相结合的方法

本书在研究疾病经济风险的成因及保障效果的综述方面主要使用定性分析方法，注重论述与归纳总结。在讨论疾病经济风险的度量、灾难性医疗支出的计算及保障效果的测量等方面使用的是定量分析的方法，也采用适合的计量模型进行实证分析与评估，包括使用面板二值选择模型、Heckman 样本选择模型。

3. 反事实分析法

反事实分析是社会科学领域常用的因果推断方法，它特别适用于研究"假如……结果将会如何"一类的问题。本书为了考察医疗保障的效果，假设没有医疗保障，那么将会怎样？从而与有医疗保障的情况进行对比，进而来评价医疗保障的整体效果。反事实分析法的推断基于一个重要的假设，即医疗保险实施前后，患者的就医行为以及医疗服务供给方的行为不会发生改变，然而实际上，实施医疗保障政策后，供求双方的行为都会发生变化。该方法虽然有自身不足，但还是在一定程度上可以测量出医疗保障的整体效果，且被学界广泛使用。

4. 比较法

本书纵向上对我国医疗保障的效果演变进行了阐释，在横向上则借鉴国际经验与做法，从筹资、管理、监督等各个方面进行比较，找出差异，从而为进一步提高医疗保障实施效果提供建议。此外，本书也将微观的实证分析结果与已有的文献进行大量比较，找出得出不同结论的原因，并进行了比较分析。

1.3.3　数据来源

数据主要有宏观数据和微观数据两部分。

宏观数据主要是国家卫生统计数据、全国卫生服务调查数据。国家卫生统计数据主要来自《中国卫生和计划生育年鉴》，它是研究卫生系统、健康等方向的工具用书。该书的统计口径一致，为本书进行后续的历史对比分析提供了翔实的数据基础。

微观数据则主要来源于中国疾病控制中心与北京大学合作的中国健康与养老追踪调查（CHARLS）。该数据主要侧重中国在老龄化阶段出现的系列问题，涉及领域较广，包括健康、经济状况、社会保障等相关问题。样本的选取比较客观，代表性较强。该数据于 2008 年在甘肃和浙江两个省进行试点预调查，2011 年则在全国范围内展开基线调查，受访者遍布 28 个省份的 150 个县级单位，在全国有较好的代表性，以后每两年开展一次追踪调查。

1.4　研究思路与技术路线

1.4.1　研究思路

本书的研究主要要回答以下五个问题：

第一，我国中老年人的疾病经济风险程度如何？一般如何应对？

第二，公共医疗保险是否分担了疾病经济风险？分担了多少？

第三，医疗保障与疾病经济风险之间的作用机制是什么样的？当前医疗保障抵御疾病经济风险的效果如何？

第四，医疗保障抵御疾病经济风险的影响因素有哪些？国外有哪些先进的经验和做法？

第五，为了提升医疗保障的整体效果，需要进行哪些改革？

1.4.2　技术路线

本书的技术路线如图 1-1 所示，该技术路线图借鉴了 Russe 的研究思路①，并结合本书的研究需要，将疾病经济风险、产生后果及相应的应对策略置于统一的分析框架内。分析框架依赖于来自家庭层面的调查数据，包括医疗费用支出、医疗保障状况及收入水平方面的数据。

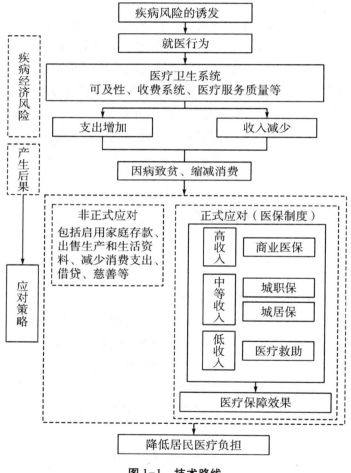

图 1-1　技术路线

---

① RUSSELL S. The economic burden of illness for households in developing countries：A review of studies focusing on malaria, tuberculosis and Human Immunodeficiency Virus/Acquired Immunodeficiency Syndrome ［J］. American Society of Tropical Medicine and Hygiene, 2004：147-155.

本书的逻辑出发点为疾病风险的诱发，进而需要做出是否寻求治疗及如何治疗的决定。医疗卫生系统被视为医疗资源的外在环境，一旦家庭成员发生就医行为，则必然产生疾病的经济成本，包括直接医疗费用、交通费、特定的食品费用以及住宿费用等；间接成本则主要反映看病导致收入减少的机会成本，二者共同作用导致因病致贫及家庭消费支出减少。面对上述情形，一般采取非正式及正式的应对措施，由于非正式应对措施主要由患者及其家庭自身决定，不属于公共管理的范畴，因此，本书主要探讨作为正式应对制度的医疗保障的作用效果。

疾病的发生将导致医疗费用支出的增加，以及收入水平的下降，同时，收入水平下降导致医疗服务利用的可及性与可获得性较差，将进一步加剧疾病风险，由此形成贫病交加的恶性循环。医疗保障制度的建立正是为了阻止或切断疾病与贫困的恶性循环链，进而减轻群众就医负担，增进民生福祉，维护社会和谐稳定。它在本质上是通过一定的价格补贴，来促使患者及其家庭能够以相对低廉的价格获得基本的医疗服务。

1.5　研究的不足之处

首先，数据存在部分缺失，导致分析出现偏差。CHARLS 数据虽然内容十分详细，但这套数据对于实际医疗费用信息与报销信息记录得不是很完善，另外收入信息存在大量的缺失，因此计算难免出现偏误。另外，由于撰写论文时数据只公布了三期，到 2015 年为止，还不能反映现在的保障水平，数据稍显陈旧。其次，本书对于放弃治疗的中老年人的评估依然不够，主要是因为这部分数据没办法获知，只能用一些比较粗略的指标进行衡量，如因经济困难未住院率、因经济困难提前出院率等。最后，本书对疾病经济风险与医疗保障作用机制的分析还比较浅显，从疾病发生到医疗保障中间的环节甚多，仍需要进一步深入梳理和研究。

2 概念界定与理论基础

2.1 概念界定

2.1.1 中老年人家庭

关于年龄阶段的划分，不同的文化圈对于中老年有着不同的定义。中老年一般指人类生命历程中青年之后的阶段，包括中年和老年两个阶段。我国传统上倾向于把中年人界定为 36~59 岁，而将老年人的起点定为 60 岁。世界卫生组织在 2000 年将 45 岁以上的人群称为中老年人。由于中老年人跨度太大，因此又进一步细化，把中老年人划分为三个阶段：将 45~59 岁称为老年前期，即中年人；60~74 岁称为低龄老年人；将 75 岁以上称为高龄老年人，将 90 岁以上称为长寿老人。近年来，随着人类预期寿命变长，各年龄阶段的分界线又开始变得模糊。世界卫生组织根据全球人体素质和平均寿命对年龄进行新的划分：青年组（18~65 岁），中年组（66~79 岁），老年人（80~99 岁），长寿老人（100 岁及以上）。笔者认为中国传统的中年人界定过于宽泛，36 岁与 59 岁的人的身体素质显然不同，而且差异非常大，而世界卫生组织最新的标准又不被中国传统和当前我国实行的法律接受，因此，本书把年龄大于 45 岁的人统称为中老年人，而由其组建的家庭则称为中老年人家庭。具体如表 2-1 所示。

表 2-1 划分中老年的标准

世界卫生组织的最新标准		本书的划分标准	
年龄区间	称谓	年龄区间	称谓
18~65 岁	青年人	18~44 岁	青年人

表2-1(续)

世界卫生组织的最新标准		本书的划分标准	
年龄区间	称谓	年龄区间	称谓
66~79 岁	中年人	45~59 岁	中年人
80~99 岁	老年人	60~74 岁	低龄老年人
100 岁及以上	长寿老人	75~89 岁	高龄老年人
		90 岁及以上	长寿老人

注：笔者根据相关资料整理。

2.1.2 疾病经济风险

风险（risk）与人类相伴而生，人类的活动与风险息息相关。正如德国社会学家乌尔里希·贝克所言"不明的和无法预料的后果成为历史和社会的主宰力量"。广义上的风险是未来损失或收益的不确定性，这里的损失或收益是指对人、企业、政府等经济主体的生存权益或财产权益产生不利或有利影响的事件的结果。狭义上的风险仅指风险事件导致的损失，该类风险对于事件发生与否、发生的时间和结果都具有不确定性①。疾病风险是风险的重要组成部分，它是指个体在未来发生某种特定疾病或因为某种疾病而导致死亡的可能性。它是一种纯粹风险，即只有损失机会而无获利可能，发生以后只会给人带来痛苦和损失。疾病风险的发生会对个人的生产和生活产生负面影响，尤其是一些区域性疾病、传染性疾病等，都会严重影响社会的生产和发展。疾病风险发生的原因众多，自然灾害、意外事故可以引发，同样个体生理、生活方式、生存环境等因素的变化也可引发。疾病风险往往与其他风险紧密联系、相互交错、相互影响，加剧了风险的复杂性和损失的严重性②。

按照风险是否会带来经济损失，可以把风险分为经济风险和非经济风险③。因此，疾病经济风险是指疾病发生和死亡的概率及其对居民经济方面的影响程度④。该概念包含两方面内容：一方面是疾病的分布，另一方

---

① 谢非. 风险管理原理与方法 [M]. 重庆：重庆大学出版社，2013：1.

② 何文炯. 风险管理 [M]. 沈阳：东北财经大学出版社，1999.

③ 许谨良. 风险管理 [M]. 5 版. 北京：中国金融出版社，2015.

④ 沈杰，张新民，俞顺章. 论我国实行医疗保险制度的几个问题 [J]. 中国卫生经济，1994（4）：55-57.

面也包括为了应对这种疾病所需要的花费。与疾病经济风险比较容易混淆的概念有就医经济风险、疾病经济负担。就医经济风险指不至于因病致贫的最高医疗费用额度。一般用公式 $RC = (I-S) H$ 来表示，在这里 RC 为就医经济风险的临界线，I 为人均可支配收入，S 为人均最低生活保障标准，H 为户均人口。当就医所需要的医疗费用超过 RC 时，说明该家庭开始面临就医经济困难[①]。疾病经济负担概念最早出现在世界银行的世界发展报告中，专指疾病给社会带来的经济损失，同时也包括为了防止疾病而消耗的经济资源，可分为直接经济负担和间接经济负担。直接经济负担是指社会为防止疾病而消耗的资源，主要包括购买医疗服务所需要的费用（如门诊费、住院费、检查费和药品费等）和为了获得医疗服务而产生的花费（如交通费、住宿费和陪护人员费用等）。而间接经济负担指的是机会成本，主要包括因疾病而引起的收入损失以及疾病导致未来有效工作时间减少和工作能力降低带来的未来经济福利的减少，一般而言，间接经济负担不太容易测算。

相比而言，就医经济风险只关注到就医所带来的经济风险，该概念的优势是反映了患者本身的经济状况，缺点是并不能反映风险[②]。疾病经济负担主要关注经济损失的绝对数值，一般只反映疾病对当前经济支付带来的困难，不能反映个体或患者所面对的疾病风险。从以上概念的比较可以发现疾病经济风险的内涵更为丰富，它不仅包括当前疾病及死亡的实际状况，也包括支付医疗费用时面临的压力以及支付医疗费用所引致的未来生活质量受损而带来的危害。综上，笔者认为疾病经济风险是指患者及其家庭面临的疾病风险分布以及疾病引致的现时及未来的经济损失的可能性。

对疾病经济风险的测量主要依据两种方法进行，国内主要用绝对及相对风险度进行测量，国际社会则从灾难性医疗支出、致贫性医疗支出等角度测量，当然国内学者应用国际指标测量的文献也逐渐增多。总体而言，由于具体反映这两种方法的指标较多，本书尝试把它放在两张表上，其中表2-2主要是绝对风险角度的分析指标，表2-3则包括相对风险度及国际社会的衡量指标。除此之外，国内外学者也常用医疗负担来衡量疾病经济风险。

---

① 周良荣. 诊疗"看病贵"：医生行为及其干预机制 [M]. 北京：光明日报出版社，2010.
② 吕晖. 基于疾病经济风险的农村贫困人口医疗保障制度研究 [D]. 武汉：华中科技大学，2012.

表2-2　衡量疾病经济风险的绝对风险指标

指标类型	指标名称	具体指标	定义	计算方式
国内绝对风险指标	疾病风险概率	两周患病率	被调查者中两周内患病人次数与调查总人数之比	$两周患病率=\dfrac{两周内患病人次数}{调查总人数}\times100\%$
		慢性病患病率	被调查者中慢性病患者的人数与调查总人数之比	$慢性病患病率=\dfrac{慢性病患者人数}{调查总人数}\times100\%$
		两周就诊率	两周内因病、伤、保健等寻求医疗机构治疗服务的人次数与调查人数之比	$两周就诊率=\dfrac{两周内就诊人次数}{调查总人数}\times100\%$
		两周患病未就诊率	两周内患者自觉身体不适而未就诊人次数与两周内患病人次数之比	$两周患病未就诊率=\dfrac{患者两周内未就诊人次数}{两周内患病人次数}\times100\%$
		年住院率	1年内有病经调查者住院人次数与调查总人数之比	$年住院率=\dfrac{1年内住院人次数}{1年内调查人次数}\times100\%$
		年未住院率	1年内有病经医生判断需要住院而因某种原因实际未能住院人次数与1年需要住院人次数之比	$年未住院率=\dfrac{1年内应住院而未能住院人次数}{1年内需要住院人次数}\times100\%$
	风险损失额	次均门诊费用	两周内因病伤而去医疗卫生机构就诊的患者，每次去医疗机构就诊的平均医疗费用	$次均门诊费用=\dfrac{两周内门诊总费用}{门诊人次数}$
		次均住院费用	指两周内因病伤去医疗卫生机构住院的患者，每次住院所花费的平均医疗费用	$次均住院费用=\dfrac{两周内住院总费用}{住院人次数}$

注：笔者根据《2013年第五次国家卫生服务调查分析报告》整理。

表 2-3　衡量疾病经济风险的相对风险指标

维度	指标类型	指标名称	定义	计算方式
国内衡量指标	相对风险指标	门诊相对风险度	特定人群的门诊费是观察人群门诊费的倍数	门诊相对风险度 = $\dfrac{\text{特定人群门诊费用}/\text{特定人群人数}}{\text{观察人群门诊费用}/\text{观察人群人数}}$
		住院相对风险度	特定人群的住院费是观察人群住院费的倍数	住院相对风险度 = $\dfrac{\text{特定人群住院费用}/\text{特定人群人数}}{\text{观察人群住院费用}/\text{观察人群人数}}$
		家庭疾病相对风险度	特定人群的家庭总医疗费是观察人群总医疗费的倍数	家庭疾病相对风险度 = $\dfrac{\text{特定家庭总医疗费用}/\text{特定家庭数}}{\text{观察家庭总医疗费用}/\text{观察家庭数}}$
		校正相对风险度	结合不同人群的平均收入水平对相对风险度进行标准化和校正	校正相对风险度 = $\dfrac{\text{特定人群医疗费}}{\text{观察人群医疗费}} \times \dfrac{\text{观察人群总收入}}{\text{特定人群总收入}}$
国际衡量指标	灾难性医疗支出	发生率	发生灾难性医疗支出的家庭数与样本家庭数的比值	发生灾难性医疗支出家庭数 = $\dfrac{\text{灾难性医疗支出家庭数}}{\text{样本家庭数}} \times 100\%$
		平均差距	灾难性医疗支出差距之和与样本家庭数的比值	平均差距 = $\dfrac{\text{灾难性医疗支出差距之和}}{\text{样本家庭数}}$
		相对差距	灾难性医疗支出差距之和与发生灾难性医疗支出的家庭数的比值	相对差距 = $\dfrac{\text{灾难性医疗支出差距之和}}{\text{发生灾难性医疗支出家庭数}}$
	致贫风险	因病致贫发生率	支付医疗费用之后陷入贫困人数占贫困的家庭数在样本家庭中的比重	致贫发生率 = $\dfrac{\text{医疗费用支出导致贫困支出的家庭数}}{\text{样本家庭数}} \times 100\%$
		贫困总缺口	贫困缺口之和与样本家庭数的比值	贫困总缺口 = $\dfrac{\text{贫困缺口之和}}{\text{样本家庭数}}$
		相对贫困缺口	贫困缺口之和与发生了致贫性医疗支出的家庭数的比值	相对贫困缺口 = $\dfrac{\text{贫困缺口之和}}{\text{发生致贫性医疗支出的家庭数}}$

注：笔者根据相关文献资料整理。

灾难性医疗支出指的是家庭医疗支出等于或超过家庭收入或非食品支出的一定比例。计算灾难性医疗支出需要涉及两个指标：灾难性医疗支出的分子为家庭医疗费用，关于灾难性医疗支出的分母的衡量指标则存在一定的差异，可以用家庭总收入、总支出或年度可支付能力三类指标来衡量①。家庭总收入数据因为获取困难，不能准确反映家庭生活水平，在实际研究过程中，学者一般采用家庭总支出来反映家庭生活水平，因为从长期来看收入与支出维持在一个均衡水平，生活支出是依据收入进行的。有些学者提出更为可行的方法是将家庭总支出中的食品费用扣除，用剩下的可支付能力作为分母，因为食品费用支出具有一定的刚性，扣除食品费用支出后的可支付能力能较为准确地反映家庭的实际生活状况。一般来说，两个阈值被广泛用于定义灾难性医疗支出：一个是自费医疗费用（OOP）占家庭总支出的10%及以上②，另一个是自费医疗费用（OOP）占扣除食品费用支出后家庭总支出的40%及以上③。除此之外，为了衡量打击的程度，学界还引进了灾难性医疗支出差距的概念。它是指在已经发生灾难性医疗支出的家庭中，医疗费用占家庭支出的比例与灾难性医疗支出界定标准之差。差距主要分为平均差距和相对差距两种。其中平均差距用来反映全社会灾难性医疗支出的状况，而相对差距则反映已经发生灾难性医疗支出家庭遭受的打击程度，比值越大表明所遭受的灾难性打击程度越大。

致贫性医疗支出是指家庭在支付了医疗费用后陷入贫困或使贫困程度进一步加深的状况。与灾难性医疗支出相比，致贫性医疗支出更能够直观反映疾病与贫困之间的关系，因此被国内外学者广泛使用。测量致贫性医疗支出的指标是致贫性医疗支出发生率和贫困缺口。致贫性医疗支出发生率是指因医疗支出而陷入或加深贫困的家庭占调查样本家庭的比例；贫困缺口是指因医疗费用支出而陷入或加深贫困的家庭的收入（消费）与界定的贫困线之间的差距。其中，发生率反映了因病致贫的广度，而贫困缺口则反映了因病致贫的深度。

① 朱铭来，于新亮，王美娇，等. 中国家庭灾难性医疗支出与大病保险补偿模式评价研究 [J]. 经济研究，2017，52（9）：133-149.

② WAGSTAFF A, DOORSLAER E V. Catastrophe and impoverishment in paying for health care: with applications to Vietnam 1993—1998 [J]. Health economics, 2008, 12 (11): 921-933.

③ XU K, EVANS D B, KAWABATA K, et al. Household catastrophic health expenditure: a multicountry analysis [J]. Lancet, 2003, 362 (9378): 111-117.

为了从不同角度对致贫性医疗支出的发生程度进行评价，借鉴研究灾难性医疗支出的思路，还可衍生出平均贫困缺口及相对贫困缺口等指标，即把发生致贫性医疗支出家庭的贫困缺口之和除以调查样本数，就得到平均贫困缺口，把发生致贫性医疗支出的家庭贫困缺口之和除以已经发生致贫性医疗支出的家庭数，就可以得到相对贫困缺口。

2.1.3 医疗保障

医疗保障是指通过一定的渠道或措施来筹集资金，减少参保者利用医疗服务的经济障碍的一种制度形式，目的是保护公民的生命和健康等不受侵害[①]。它的内涵较为宽泛，泛指公民在发生疾病、意外伤害或其他自然事件（如生育）时，能够获得必要的医疗服务的制度安排，主要包括保险和救助两类。本书把凡是用来减少家庭医疗费用支付的计划都归入医疗保障的范畴，具体包括医疗救助、城镇职工医疗保险、城乡居民医疗保险[②]、大病医疗保险、商业医疗保险等。

医疗保险指的是以保险的方式去化解疾病经济风险的制度安排。它包括社会医疗保险和商业医疗保险两类。社会医疗保险的本质目的是为参保者提供一个相对较低成本的费用分担机制，以免除参保者及其家庭因疾病等健康风险可能遭受的损失。运行良好的医疗保险制度可以为参保者及其家庭带来稳定的预期，解除个人或家庭的后顾之忧，使其安心工作、生活，并在遭遇到疾病风险时，能够获得负担得起的医疗服务。社会医疗保险制度作为一项公共政策，不以营利为目的，它的主要目标是促进医疗服务的使用和降低患者的医疗负担；商业医疗保险则以营利为目的，由专业的保险公司组织实施，为经济状况较好的家庭或个人提供个性化的医疗保障。

我国当前已经构建起多层次、多样化的医疗保障体系。在这套保障体系中，有医疗救助制度、基本医疗保险制度、补充医疗保险制度以及慈善等，它们共同构成了我国的医疗保障体系。除此之外，对少部分的政府高

---

① 仇雨临. 医疗保险 ［M］. 北京：中国劳动社会保障出版社，2008.
② 本书对新农合与城镇居民医疗保险分开进行问卷调查，但是考虑到未来两项制度将走向合并，且二者实际中在筹资、补偿和管理方面差异不大，因此在本书中进行合并处理，统称城乡居民医疗保险。

级干部、中央部属高校等还存在公费医疗制度，由国家财政予以保障，个人不需要缴纳医疗保险费，一般保障待遇比城镇职工医疗保险更高。总之，经过 70 余年的积极探索，我国已初步建立起适合中国国情的医疗保障体系（如图 2-1 所示），早在 2012 年已经实现了制度上的全覆盖。这些制度建设在保障国民健康、减轻国民负担等方面都发挥了重要的作用。

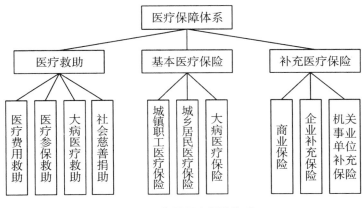

图 2-1　我国医疗保障体系

2.2　理论基础

2.2.1　可行能力理论

随着人类社会的不断发展，人们赋予"发展"更多新的内涵。20 世纪90 年代以来，以阿马蒂亚·森为代表的发展经济学家，在批判传统发展观的基础上，提出围绕权利、能力和福利而建立起来的"拓展人们能力"的发展观，使得人们对健康的理解突破了传统的权利层面的认识。他们认为发展的目的不是财富提升、技术进步等物质层面的东西，所有这些仅是发展的工具，只有人的发展才是根本。在这一发展观当中，健康被看作人类最基本和最重要的可行能力，如果健康受到危害则会极大影响其他可行能力的获得。与一个健康的人相比，一个患有疾病的人即使拥有再丰富的物品，也将在很大程度上限制其获得其他可行能力，如参与社区生活的能力、心情愉悦的程度等，疾病缠身或过早死亡都将严重摧毁其扩展其他自由或选择的能力。在阿马蒂亚·森看来，一个罹患重大疾病的患者，如果没有平等就医或获得必要医疗服务的机会，那么社会就没有平等、自由，发展作为实质自由的扩展，要更加重视人本身的价值和尊严。阿马蒂亚·森提出通过功能和能力手段测量福利状况，所谓的"功能"主要是指个体取得的成就和所处的状态，如身体状况、居住状况、教育状况及社会关系等，功能构成了福利的各个方面，甚至功能就是福利的各个方面。阿马蒂亚·森的理论在国际社会具有广泛的影响力，联合国利用阿马蒂亚·森的可行能力理论构建出人类发展指数，该指数强调了健康水平的重要性。孟庆国等在借鉴阿马蒂亚·森的理论基础上提出了健康贫困的概念。他们认为"健康贫困是一种机会丧失和能力剥夺，即由于经济发展水平低下、支付能力不足所导致的参与医疗保障、卫生保健和享受基本公共卫生服务的机会丧失，及由此造成的健康水平下降导致的参与经济活动的能力被剥夺，从而带来了收入的减少和贫困的发生或加剧"①。该概念目前已被学界广泛接受。健康是一个人获得其他权利的基础，健康贫困将会使自身及子女接受教育的机会减弱，家庭为了应对疾病经济风险，将缩减其在教育和健康等方面的人力资本的投资，进而导致持续性贫困，形成"因病致贫"和"因贫致病"的恶性循环。

2.2.2　福利经济学理论

福利经济学是一个研究社会经济福利的理论体系。该理论主要包括两方面：一是对福利进行界定，提出最大多数人的最大福利的功利主义原则，把福利界定为个人获得的效用，社会福利则为所有社会成员福利的加总；二是对增进社会福利的途径进行了论述，它根据边际效用递减规律，认为在社会财富总量不变的情况下，通过国家干预使得财富从富人流向穷人可以增进整个社会的福利。后来兴起的新福利经济学又对传统的福利经济学进行了突破，提出了帕累托最优原则和边际效用序数论，但其核心思想并没变，仍然主张通过收入均等化来增进社会总福利。它提倡国家要加强收入分配干预，包括向富人征收累进税、为低收入群体提供社会救助、增加社会公共服务设施的投入、对最低收入人群进行普遍性的补贴等②。

① 孟庆国，胡鞍钢. 消除健康贫困应成为农村卫生改革与发展的优先战略 [J]. 中国卫生资源，2000 (6)：6-10.
② 庇古. 福利经济学 [M]. 何玉长，丁晓钦，译. 上海：上海财经大学出版社，2009.

我国作为当今世界上最大的社会主义国家，消除两极分化、实现共同富裕是社会主义的本质要求，福利经济学理论对于构建我国医疗保障体系具有重要的指导意义。

2.2.3 风险社会理论

风险社会理论最早由贝克提出，该理论的提出是对现代性反思的结果。在贝克看来，我们的社会已经从工业社会转向了风险社会，社会问题的核心议题和焦点应当从财富分配转移到风险分配，"不平等"的社会价值体系已被"不安全"的社会价值体系取代。在风险社会中，潜在的巨大风险本身意味着不可预料的毁灭性后果，如核辐射、瘟疫暴发等会伴随着现代性的扩张而遍及全世界。贝克认为风险社会是工业化的发展模式引起的，风险社会的来临预示着人们所追求的价值已由工业社会中正面的获利，转变为风险社会中的预防、规避风险[1]；生活的重心已由对物质的需求转变成对风险的处理、分散与整合。疾病风险本身具有高度的不确定性和危害性，一旦发生会给患者及其家庭带来冲击。这预示着在社会转型的过程中要重视对疾病风险的预防和规避，因为疾病风险的普遍存在，单纯依靠个人无法分散风险，只有依靠不断完善医疗保障制度，才能化解疾病经济风险。

2.2.4 政府责任理论

卫生服务市场不同于一般的商品市场。在卫生服务领域，市场机制使得医疗资源的配置向发达地区转移，无法实现资源在地区间公平配置，市场机制会排斥低收入人群对医疗服务的利用，贫困的中老年人家庭的基本卫生服务不能得到满足，导致卫生服务利用和健康结果的不公平，而这显然违背了健康权的实现。市场不能决定生死，需要政府在市场失灵的领域进行必要的介入，以使支付能力缺乏或不足的弱势人群能够得到补偿或保障。还有观点认为政府有责任介入有益物品（merit good）的消费。有益物品被认为是对个人有益而不考虑其偏好的物品[2]，如国家对义务教育、疫苗接种的推行大多来自这一思想。因此，作为社会公共权威的政府有责任提供医疗保障。

---

① 贝克. 风险社会 [M]. 何博闻，译. 南京：译林出版社，2004.
② 富兰德，古德曼，斯坦诺. 卫生经济学 [M]. 海闻，王健，于保荣，等译. 5 版. 北京：中国人民大学出版社，2010.

3 中老年人家庭疾病经济风险与医疗保障现状

3.1 中老年人家庭疾病经济风险现状

确定疾病经济风险是合理设计医疗保障制度的关键，通过对中老年人当前的疾病经济风险进行衡量，认识到面临的问题，对于制定当前及未来的医疗保障政策至关重要。本书将从绝对经济风险和相对经济风险两个维度对疾病经济风险进行考察，其中绝对经济风险是风险的自然属性，可以从风险概率和风险额度两方面进行评价。风险概率是指疾病发生及卫生服务利用的概率，一般用两周患病率和就诊率来测量，而风险额度则是具体费用的高低，可以用门诊次均费用、住院次均费用等指标进行测量。相对经济风险则基于风险的社会属性，人们对于自己是否负担过重的感受往往与他人的比较来获得，通常以一组为参照组，另外一组为对照组，进而做出相对于参照组，对照组的风险大小的判断。除此之外，还可以通过由于经济困难应当住院而未住院率、应当门诊而没有门诊率以及应当住院而提前出院率等指标来对疾病经济风险进行侧面反映。

3.1.1 绝对疾病经济风险现状

1. 风险概率

（1）受访者整体健康状况。

受访者的自评健康状况整体较差，其中以 2011 年最甚，52.7%的人自评健康为差和非常差，自评相当好或好的占 15.7%，其余 31.6%的人表示自评健康状况一般；2013 年和 2015 年自评健康状况较差的比例有所下降，但是依然有四分之一以上的人表示健康状况不好或很不好，健康状况好或相当好的也占到四分之一左右，其他的都表示处于中等健康水平。受访者当中被诊断为患有慢性病的比例相对比较高，在调查年份里，最低的也达到59%，也就是说在45岁以上群体当中，大概有三分之二左右的人有慢性病，远高于2013年第五次国家卫生服务调查分析报告中24.5%的全国平均水平①。另外残障人的比例在最低的年份都高达18%，在2013年甚至高达24%。因此，可以总体上得出这部分群体的整体健康水平较差。具体如表3-1所示。

表3-1　受访者健康状况分布

变量	变量赋值	2011年		2013年		2015年	
		样本数	系数	样本数	系数	样本数	系数
有无慢性病	0=无　1=有	16 936	0.68 (0.47)	17 453	0.64 (0.48)	20 083	0.59 (0.49)
有无残障	0=无　1=有	16 933	0.18 (0.38)	17 453	0.24 (0.43)	20 083	0.20 (0.40)
自评健康	1=相当好 2=好 3=中等 4=不好 5=很不好	16 056	3.50 (1.02)	17 418	2.96 (0.94)	19 297	2.90 (0.97)

注：括号里为标准差。

（2）受访者门诊状况分布。

在门诊服务利用方面，2013年反映上个月生病的比例较低，在13 909个样本中，生过病的比例达到10.1%，2013年则猛增至31%，2015年又回落到14%左右。从门诊率来看，在各个调查年度，门诊率都在20%左右，也就是说，上个月看过门诊的人占到总调查人数的约五分之一。这一比例远高于第五次国家卫生服务调查报告中13%的平均水平，这从另外一个角度也说明这部分群体面临较大的疾病风险。从经济困难未门诊率指标来看，在2011年1 175个样本当中，有18%的人表示因为经济困难上个月没有去看门诊。2013年下降为13%，2015年又进一步回升到16%。相对

① 已有研究也显示，45岁以下各年龄组的慢性病率差别不大，45岁以上年龄组，随着年龄的增加，患病率增加更加明显，其中65岁以上年龄组的慢性病患病率更是高达78.4%（第五次国家卫生分析报告，P40）。

而言，门诊的疾病费用不算太大，但是依然有不少人群面临较大的经济风险。具体如表 3-2 所示。

表 3-2　受访者门诊状况分布

变量	变量赋值	2011 年		2013 年		2015 年	
		样本数	系数	样本数	系数	样本数	系数
上月有无生病	0=无　1=有	13 909	0.10 (0.30)	17 421	0.31 (0.46)	16 750	0.14 (0.34)
门诊率	连续变量	16 833	0.19 (0.40)	17 407	0.22 (0.41)	20 057	0.19 (0.39)
经济困难未门诊率	连续变量	1 275	0.18	1 764	0.13	1 996	0.16

注：括号里为标准差。

（3）受访者住院及自我治疗状况分布。

从住院信息来看，总的住院率在 2011 年为 9%，在其他两个调查年份都是 13%，第五次国家卫生服务调查的全社会平均水平为 9%[①]。从应住院未住院率指标来看，2011 年在 15 642 个样本中有 4%的人过去发生了应当住院而没有住院的情况，2013 年和 2015 年分别达到了 7%和 6%。进一步对未住院的原因进行分析，在 2011 年有 718 人接受调查，61%的人由于经济原因而未能住院，这一比例在随后的两次调查年份当中都有所下降，但是在 2015 年依然有 52%的人由于经济困难而不能住院。出院的原因也可以反映经济困难对住院的影响，正常情况下，只有达到出院的指标，符合出院的标准才能出院，但是在现实当中，医疗费用需要由患者先行垫付，许多家庭由于经济困难被迫选择放弃治疗。调查显示在 2011 年，448 个受访者当中有 62%的人由于经济困难而提前出院，这一比例在随后的 2013 年和 2015 年当中有所下降，分别为 49%和 45%。自我治疗调查是 CHARLS 数据的一项非常重要的内容，因为在现实当中很多患者既没有门诊也没有住院，如果按照传统的调查方法那么自我治疗这部分的费用自然不会包括到医疗费用当中，但是很多疾病实际上虽然没有门诊或住院，但是它又是客观存在的，从表 3-1 可知，在 45 岁的人群当中，患有慢性病比例约为

---

① 第五次国家卫生服务调查显示，55~64 岁居民住院率已达 12.4%，65 岁及以上居民住院率高达 19.9%（第五次国家卫生分析报告，P68）。

三分之二。对于慢性病，主要是购买非处方西药，用传统的中草药或传统方法，吃维生素片或者使用保健设备等进行治疗。因此，本书对这部分内容也进行了反映。从自我治疗的发生率来看，有半数的被访者都在过去的一个月内有过自我治疗的行为，这也说明被访者群体属于疾病高风险群体。具体如表3-3所示。

表3-3　受访者住院及自我治疗状况分布

变量	变量赋值	2011年		2013年		2015年	
		样本数	系数	样本数	系数	样本数	系数
变量	变量赋值	样本数	2011	样本数	2013	样本数	2015
应住院未住院率	连续变量	15 642	0.04 (0.21)	13 371	0.07 (0.25)	20 058	0.06 (0.23)
经济原因未住院比例	连续变量	718	0.61	920	0.57	617	0.52
住院率	连续变量	16 921	0.09 (0.29)	17 454	0.13 (0.33)	20 060	0.13 (0.34)
经济困难提前出院率	连续变量	448	0.62	564	0.49	607	0.45
自我治疗比例	连续变量	16 936	0.44 (0.50)	17 476	0.52 (0.50)	20 015	0.54 (0.50)

注：括号里为标准差。

2. 风险损失额

风险损失额依据风险的损害程度来反映疾病经济风险。从疾病经济风险的内涵来看，疾病给患者及其家庭经济状况带来的损害有直接和间接两种衡量方式，但是间接经济损失往往较难量化，且没有一致性的标准，因此本书只对直接经济损害进行衡量，具体包括医疗服务利用及相关的药品费用，这部分经济损失不仅数据容易获得，而且直接反映了疾病所带来的损失，更易于衡量医疗保险的实际作用效果，因此更具有政策意义。本书将对上个月有医疗支出的受访者进行统计，对于只有总费用信息而没有自费费用信息或只有自费费用信息而没有总费用信息的样本则不予统计。其中年住院支出折算为月住院支出，然后分别从门诊总费用、门诊自费费用、住院总费用、住院自费费用、自我治疗总费用和自我治疗自费费用进行考察，因为要关注不同医疗保险类型对风险损失的补偿差异，所以按照保险类型对以下变量进行汇总。具体如表3-4所示。

表 3-4　不同参保对象月度医疗费用汇总　　　单位：元

年份	变量	无保险	城镇职工医疗保险	城乡居民医疗保险①	其他保险
2011 年	门诊总费用	295	1 431	551	591
	门诊自费费用	263	697	468	591
	住院总费用	630	1 933	940	——
	住院自费费用	606	561	666	——
	自我治疗总费用	140	279	150	236
	自我治疗自费费用	137	239	145	230
2013 年	门诊总费用	703	1 421	990	376
	门诊自费费用	658	713	743	365
	住院总费用	1 867	2 610	1 227	6 694
	住院自费费用	1 698	803	703	1 638
	自我治疗总费用	211	371	196	295
	自我治疗自费费用	209	318	185	294
2015 年	门诊总费用	1 017	2 879	1 298	4 314
	门诊自费费用	818	1 838	964	2 875
	住院总费用	2 283	2 737	1 340	2 500
	住院自费费用	1 527	1 006	849	1 333
	自我治疗总费用	303	567	273	458
	自我治疗自费费用	286	523	256	447

注：数据来源于 CHARLS。

从表 3-4 可以看出，在 2011 年到 2015 年期间，除其他保险的住院总费用及住院自付费用外，其他各类医疗保险的医疗费用都增长得比较快。总体而言，除无保险群体外其余的各保险类型的门诊费用的增长速度远高于住院费用，其中其他保险群体门诊总费用和门诊自费费用分别高达 7.3 倍和 4.8 倍。住院总费用和住院自费费用增长最快的是无保险群体，因为保险覆盖面的扩大会促使医疗服务价格上涨，而无任何医疗保险的群体显

---

① 城乡居民保险实际上由问卷当中的新农合与城镇居民医疗保险合并而来。

然要承担医疗保险推广带来的医疗价格上涨的代价，因此，相对于其他群体，他们的医疗支出增加最为迅速，有保险的群体则由于医疗保险的部分补偿而抵消了增长带来的冲击，总体上受到医疗费用的冲击没有那么大。

从对受访者的风险损失度的衡量可以看出，不同医疗保险类型对于医疗服务的利用显然是不同的。总体而言，保障水平越高，所使用的医疗服务越多，但是相对来说，其自付医疗费用支出也明显高于保障水平较低的医疗保险类型。其他保险（主要是商业保险）在2013年发挥了显著的降低参保者疾病经济风险的效果，在其他年份保障效果也高于城乡居民医疗保险和无保险群体。总之，从表3-4可以得出，从2011年到2015年医疗费用的增长速度非常快，这实际上进一步加剧了患者及其家庭的疾病经济风险。

3.1.2 相对疾病经济风险现状

与绝对疾病经济风险的评估不同，相对疾病经济风险评估更加侧重于考察不同经济状况人群对于疾病经济损失的主观感受，主要通过相对风险度指标来度量。它侧重于通过对不同群体医疗费用的比较来反映疾病经济风险。在此基础上，为了消除不同收入水平对于评价结果的影响，引入收入水平对其进行校正。

相对风险度是流行病学中分析风险因素与疾病发生之间定量关系的一种分析方法。学者郝模在借鉴该概念的基础上对其进行改良。他以某一特定人群的医疗费用是观察人群医药费用的倍数来刻画相对风险度；在此基础上，为了消除不同人群在收入水平上的差异，通过引入不同人群的具体收入水平来对其相对风险度进行校正和标化，进而形成校正相对风险度指标，该指标能够消除各自收入水平上的差异，使衡量更加精准。由于发展中国家大型调查问卷的收入部分数据往往并不准确，因此一个替代的方案是用家庭的实际支出来替代收入。

$$相对风险度 = \frac{特定人群医疗费用/特定人群人数}{观察人群医疗费用/观察人群人数} \tag{3-1}$$

校正相对风险度计算公式简化为

$$校正相对风险度 = \frac{特定人群医疗费用}{观察人群医疗费用} \times \frac{观察人群总收入}{特定人群总收入} \tag{3-2}$$

相对风险度隐含着公平的思想，一般来说，如果比值等于1或接近1

则说明所有人群的疾病经济风险水平大体相当；如果比值大于1，则说明特定人群的疾病经济风险要大于观察人群，而且数值越大，说明二者相差越大。校正相对风险度指标能够比较准确地反映医疗费用对其自身造成的影响，因为不同收入水平的货币效用实际上并不相同，所以同等的医疗费用对不同收入水平的家庭的打击程度在主观感受上并不相同。但是这两个指标的缺点是都只能对已经发生的医疗费用进行度量，而对于放弃治疗的患者及家庭则不能够如实反映疾病经济风险的大小。由于本书研究的是医疗保障与疾病风险的关系，又因为城镇职工医疗保险的保障待遇在四种保险类型当中最高，因此，本书选择以它为观察人群，进而比较其余的保险类型相对于城镇职工医疗保险群体的风险大小。

从表3-5可以看出，单从医疗费用来看，城镇职工医疗保险群体确实在自付医疗费用的使用上比其他保险群体的自付医疗费用高。然而这并不能得出该群体的疾病风险概率高，更可能的原因是该群体的疾病防范意识较强，较高的收入水平可以保证其及时获得医疗服务，加之相对较高的报销水平在一定程度上也鼓励这部分群体及时治疗疾病。其自费医疗费用高的原因是该群体对医疗服务的总体利用较高，尽管报销水平相对其他群体略高一些，但是因为总量较大，所以其自付医疗费用自然水涨船高。

表 3-5　不同参保对象自付医疗费用的相对风险度比较

年份	无保险	城乡居民医疗保险	其他保险
2011 年	0.51	0.77	0.76
2013 年	0.71	0.80	0.72
2015 年	0.72	0.59	0.92

注：数据来源于 CHARLS。

从表3-6可以看出，在考虑收入水平的情况下，城乡居民医疗保险群体的相对风险度远高于城镇职工医疗保险群体，无保险群体在2013年和2015年也高于城镇职工医疗保险群体，其他保险则在2011年和2013年没有城镇职工保险群体的风险度高，但是在2015年比它又高一些。总体而言，不同医保群体之间的风险度在逐渐缩小。无保险群体可能会留下那些健康风险较小的人群，而城乡居民医疗保险则与城镇职工医疗保险群体基本接近。

表 3-6　不同参保对象自付医疗费用的校正相对风险度比较

年份	无保险	城乡居民医疗保险	其他保险
2011 年	1.00	1.41	0.81
2013 年	1.25	1.35	0.85
2015 年	1.14	1.03	1.18

注：数据来源于 CHARLS。

3.2　中老年人家庭医疗支出现状

3.2.1　中老年人家庭灾难性医疗支出现状

灾难性医疗支出是指一定时期内，个人（家庭）的自付医疗费用（out of pocket，OOP）超出个人（家庭）承受能力，导致严重的经济风险和生活水平的下降。但是受到不同的文化背景的影响，对于到底多大的阈值作为灾难性医疗支出的界定标准，学界一直存在争议，有的学者为了避免结论武断，往往设置不同的标准来对其敏感性进行度量。另外在中低收入国家当中，大型调查数据的收入数据往往出于种种原因而不能准确获得，学界一般采用个人（家庭）的支出来对收入进行替代。一般而言，个人（家庭）都是根据其收入水平来适当地安排其生活开支，因此应该说这是一种比较近似的替代变量，本节将以家庭扣除食品费用后的 40% 作为灾难性医疗支出的界定标准，对灾难性医疗支出情况进行粗略介绍。

灾难性医疗支出一般通过灾难性医疗支出的发生率和发生强度进行衡量，其中发生率指的是发生灾难性医疗支出的个人（家庭）占全部样本个人（家庭）的比例；而灾难性医疗支出差距指的是发生灾难性医疗支出的个人（家庭），医疗费用支出占其个人（家庭）支出的比例与灾难性医疗支出界定标准之差。前者反映灾难性医疗支出的广度，后者则反映遭受灾难性医疗支出打击的深度。它们二者密切相关，用灾难性医疗支出的差距之和除以已经发生灾难性医疗支出的家庭数就可以得到灾难性医疗支出的相对差距，相对差距越大则表明个人（家庭）遭受的打击程度越深。

从表 3-7 可以看出，2011—2015 年，我国中老年人家庭的灾难性医疗支出无论是从发生率还是从发生强度来说都没有缓解，无论是哪一类保险类型的家庭，其灾难性医疗支出都有不同程度的增长。需要注意的是2011—2015年国家对于城乡居民医疗保险的筹资实际上有了很大的提高。以新农合为例，2011年人均筹集达到246.21元，2015年年底新农合制度的筹资已经达到490.30元，几乎增长了一倍。一般而言，筹资比例提高了，相应的保障效果应该变得更强，居民的灾难性医疗支出应该缓解或者至少应该维持在原有的水平才比较合理，但是实际上这段时间医疗费用整体猛增，医疗保障的补偿效果实际上被快速增长的医疗费用冲淡了，因而保障效果并没有相应得到加强。

表3-7　不同保险的灾难性医疗支出比较

年份	保险类型	样本量	发生率	平均差距	相对差距
2011年	无保险	1 123	0.17	0.02	0.11
	城镇职工	2 140	0.14	0.01	0.07
	城乡居民	13 410	0.17	0.03	0.18
	其他保险	178	0.18	0.02	0.11
2013年	无保险	804	0.21	0.04	0.19
	城镇职工	2 453	0.19	0.03	0.16
	城乡居民	14 104	0.21	0.04	0.19
	其他保险	115	0.19	0.04	0.21
2015年	无保险	1 163	0.22	0.06	0.27
	城镇职工	2 639	0.21	0.05	0.24
	城乡居民	15 578	0.23	0.06	0.26
	其他保险	209	0.23	0.06	0.26

注：数据来源于CHARLS。

3.2.2　中老年人家庭致贫性医疗支出现状

致贫性医疗支出是指家庭在支付一定数额的医疗费用后，陷入贫困或贫困程度进一步加深。与灾难性医疗支出相比，致贫性医疗支出更直观地反映疾病与贫困之间的循环关系。与灾难性医疗支出类似，致贫性医疗支出通常也采用致贫性医疗支出发生率和贫困缺口两个指标来测量。

发生率指的是因医疗费用支出而陷入贫困或加深贫困的家庭占样本调

查家庭的比例。贫困缺口是指因医疗支出陷入或加深贫困的家庭的收入或消费与贫困线之间的差距。发生率反映因病致贫发生的广度，而贫困缺口则反映因病致贫的深度。在此基础上又进一步引入平均贫困缺口和相对贫困缺口等指标。其中平均贫困缺口反映全社会的基本情况，用所有发生了致贫性医疗支出的家庭贫困缺口之和除以总样本数就可以获得平均贫困缺口，如果把贫困缺口之和除以已经发生致贫性医疗支出的家庭数，就可以得到相对贫困缺口。

学术界和实践部门对贫困标准有着广泛的讨论，有两种贫困线标准在研究贫困问题时被广泛采用：第一种是国内制定的贫困线标准，第二种是国际贫困线标准。一般来说，国内贫困线标准低于国际贫困线标准，我国在 2011 年之前一直如此，但近年来二者有逐渐靠拢的趋势。2011 年中央确定当年农民的扶贫线标准为 2 300 元，2013 年中央虽然没有明确具体的标准，但是提出应该根据社会发展水平予以提高的指导性意见，2015 年政府再次提高扶贫线，确定为 2 800 元。

鉴于发展的连续性，本书把 2013 年的贫困线界定为 2 550 元，取 2011 年与 2015 年的平均值。经过 2011 年到 2015 年的不断调整，国内的扶贫线标准与当时的国际贫困线标准非常接近。2015 年，国际贫困线标准为每天 1.25 美元，以当年全年的平均汇率 6.22 元计算，折算人民币为每年 2 837 元①。下文将按照国内制定的贫困线标准，对致贫性医疗支出进行分析。

从表 3-8 可以看出，除城乡居民医疗保险群体外，致贫率最高的年份都发生在 2013 年。从表 3-7 的分析也可以看出，2011—2013 年，医疗费用增长迅猛，直接导致当年的致贫率和灾难性医疗支出都发生了很大的变化。从平均贫困缺口来看，缺口最大的几乎都发生在无保险群体当中，但是 2015 年城乡居民医疗保险群体是例外。城镇职工医疗保险群体在每一个调查年份，平均贫困缺口都最小。从相对贫困缺口来看，其他保险在每一个调查年份都最小，这部分群体主要是商业医疗保险群体，可能在参加商业医疗保险时受到保险方的挑选，总体上表现为风险较小；对于城乡居民医疗保险群体，贫困的发生率随着时间的推移有逐渐扩大的趋势，但是发生强度在 2015 年有所减弱。相对贫困缺口的最大值在不同的调查年份表现并不一致，2011 年无保险群体的值最大，2013 年城乡居民医疗保险群体略

---

① 2017 年世界银行宣布国际扶贫线上调至每天 1.9 美元。

高于无保险群体，2015 年则是城镇职工医疗保险群体的相对贫困缺口最大。总之，从调查数据的描述性统计可知，致贫性医疗支出在调查年份并没有降低。我国因病致贫返贫人员占总贫困人员的比例从 2013 年的 42.2% 增长至 2015 年的 44.1%。因此，解决因病致贫问题依然面临严峻的挑战。

表 3-8　不同保险平均每月的致贫性医疗支出比较

年份	保险类型	样本量	致贫率	平均贫困缺口	相对贫困缺口
2011 年	无保险	1 123	0.014	5.36	377
	城镇职工医疗保险	2 140	0.001	0.36	360
	城乡居民医疗保险	13 410	0.015	4.03	269
	其他保险	178	0.011	2.27	206
2013 年	无保险	804	0.037	11.43	309
	城镇职工医疗保险	2 453	0.019	1.21	64
	城乡居民医疗保险	14 104	0.019	5.92	311
	其他保险	115	0.017	1.00	58
2015 年	无保险	527	0.024	6.18	258
	城镇职工医疗保险	2 963	0.006	1.94	323
	城乡居民医疗保险	16 492	0.024	6.63	276
	其他保险	107	0.009	3.49	38

注：数据来源于 CHARLS。

3.3　我国基本医疗保障制度的发展进程

3.3.1　医疗保障制度的建立

1. 城镇职工基本医疗保险制度的建立

为适应社会主义市场经济体制的客观要求，在 1992 年"两江试点"和 1996 年扩大试点的基础上，1998 年国务院颁发了《关于建立城镇职工基本医疗保险制度的决定》，要求在全国范围内推广城镇职工医疗保险制度改革，标志着我国社会医疗保险制度正式建立。该决定首先明确了制度覆盖范围，要求城镇所有用人单位及其职工都应强制参保；其次确定了由用人单位和职工双方共同负担的缴费机制；三是实行个人账户统筹基金相结合的基金积累模式，个人缴费全部计入职工个人账户，单位缴费少部分划入个人账户，绝大部分划入统筹基金，并明确了统筹基金支付的起付标准和最高限额。

城镇职工基本医疗保险制度的确立搭建起了现代医疗保险的制度框架，是我国医保制度发展史上里程碑式的事件。制度建立之后迅速在全国推行，不仅为城镇职工提供了基本的医疗保障，还为国有企业改革和现代企业制度的建立提供了支撑，加速了市场经济体制改革的步伐。该项制度自建立以来，覆盖面不断扩大，从全民所有制企业向混合所有制和非公有制企业推进，灵活就业人员和农民工群体也被纳入。《2003 年度劳动和社会保障事业发展统计公报》显示，2003 年年末全国绝大部分地级以上统筹地区组织实施了基本医疗保险，参保人数达 10 902 万人，到 2017 年年末参加职工基本医疗保险人数已达 30 323 万人。

2. 新型农村合作医疗制度的诞生

农村卫生工作事关保护农民生产力、振兴农村经济和维护农村社会发展和稳定的大局，是"三农"问题的一个重要方面。然而在城乡二元结构和传统农村合作医疗制度式微的背景下，农村卫生工作相对薄弱，农民因病致贫、返贫现象严重。在此背景下，2002 年中共中央、国务院做出《关于进一步加强农村卫生工作的决定》，明确提出逐步建立新型农村合作医疗制度的要求。2003 年，卫生部等三部委根据这一决定出台了《关于建立新型农村合作医疗制度的意见》，新型农村合作医疗制度由此诞生，广大农民群体开始被纳入现代医疗保障制度。

新型农村合作医疗制度原则上由农民自愿选择是否参保。在筹资机制上，采取个人缴费、集体扶持和政府资助相结合的方式，中央财政和地方财政对制度表现出较强的支持引导作用。在保障机制上，以大病统筹为主，基金主要用于住院医疗费用补偿，旨在减轻农民因疾病造成的经济负担，体现出农民内部的互助共济性。该项制度自 2003 年试点以来稳步推进，到 2010 年年底参合人数达到峰值 8.36 亿，之后随着城乡居民医疗保险的发展而逐渐式微，到 2017 年年底仍有 1.33 亿农民参与新农合，参保率达到 100%。在筹资方面，制度初建时，人均筹集 30 元，其中农民个人缴费 10 元，中央财政和地方财政各补助 10 元，2017 年年底新农合制度的个人筹资达到 613.46 元，各级财政的人均补助标准达到 450 元，筹资水平显著提高，政策范围内门诊和住院费用报销比例也分别达到了 50% 和 75% 左右。

3. 城镇居民基本医疗保险制度的建立

随着城镇职工医疗保险和新型农村合作医疗制度的建立和推广，大量城镇非从业居民成为医疗保障制度安排的真空地带。对此，国务院出台了《关于开展城镇居民基本医疗保险试点的指导意见》（国发〔2007〕20 号）文件，该文件决定从 2007 年起开始试点实行城镇居民基本医疗保险的工作。该制度因为新农合制度的正向影响，所以推广非常迅猛，2008 年试点城市从 88 个增加到 317 个，2009 年则迅速推广到全国所有城市。参保人数也从 2007 年的 4 291 万人，迅速增加到 2017 年年末的 87 359 万人。

城镇居民基本医疗保险制度同样采取自愿原则，主要针对不属于城镇职工基本医疗保险制度覆盖范围的学生（包括职业中学、中专、技校学生）、儿童以及城市其他非从业居民。制度采取多元社会化筹资，以家庭缴费为主，政府给予适当补助。费用支付方面，城镇居民基本医疗保险基金主要用于住院和门诊大病医疗支出，原则上重点保障城镇非从业居民的大病医疗需求。

城镇居民基本医疗保险制度的出台，解决了城镇非就业居民医疗保障问题，是继城镇职工医疗保险制度和新型农村合作医疗制度实施之后，在覆盖面上完善我国基本医疗保障体系的又一重大举措，使我国基本医疗保障实现了制度层面的全覆盖，实现了基本建立起覆盖城乡全体居民的医疗保障体系的目标，我国的全民医保体系初步形成。

4. 医疗救助的建立

在各种类型的医疗保险构建的过程当中，我国也一直在积极推进医疗救助的工作。新农合的医疗救助文件最早可以追溯到 2002 年的《中共中央 国务院关于进一步加强农村卫生工作的决定》（中发〔2002〕13 号），之后，民政部、卫生部、财政部于 2003 年 11 月联合出台了《关于实施农村医疗救助的意见》（民发〔2003〕158 号），标志着我国医疗救助制度建设的开端。农村医疗救助从贫困农民中最困难的人员和最急需的医疗支出开始实施，明确地将救助对象限定为农村五保户、贫困户家庭成员和各地规定的其他符合条件的农村贫困农民，救助基金主要来源于各级财政拨款和社会各界自愿捐助，同时规定了救助方法和申请程序。到 2005 年年底，所有包含农业人口的县（市、区）基本都建立了农村医疗救助制度，基本实现了制度创立时的覆盖目标。

在覆盖全体农村贫困居民的医疗救助网初步形成的同时，城市医疗救助制度建设也拉开了序幕。2005 年 3 月国务院又发布了《关于建立城市医疗救助制度试点工作的意见》，明确规定城市医疗救助的对象主要是城市居民最低生活保障对象中未参加城镇职工医疗保险的人员以及已参加城镇职工医疗保险但医疗负担仍然较重的人员和其他困难群众。救助资金通过财政预算拨款、专项彩票公益金、社会捐助等渠道筹集。为了贯彻新医改方案，2009 年 6 月，民政等多部门联合下发了《关于进一步完善城乡医疗救助制度的意见》（民发〔2009〕81 号），在切实将城、乡低保家庭成员和五保户纳入医疗救助范围的基础上，又将救助范围拓展至其他经济困难家庭人员，对补助方案、救助内容也进行进一步完善。为了加强城乡医疗救助基金的管理，提高救助效益，2013 年《城乡医疗救助基金管理办法》（财社〔2013〕217 号）对基金的筹集、管理和使用做出了详细的规定。2014 年颁布的《社会救助暂行办法》（中华人民共和国国务院令第 649 号）则将医疗救助作为我国社会救助的一项重要内容，从法律层面对医疗救助的对象、方式、标准做出了正式规定，为医疗救助提供了法律支撑。

医疗救助制度和三大基本医疗保险制度的衔接，在一定程度上缓解了困难群众医疗费用支出压力，使其能够"病有所医"。它不仅是切实维护城乡困难群众基本医疗保障权利的一项重要制度，也有利于全民医保实现机会公平、起点公平，而且对于健全和完善我国医疗保障体系意义重大，构筑了保障困难群众基本医疗权益的兜底线。

3.3.2　医疗保障制度的发展演变

我国医疗保障制度经过十多年的发展，到 2007 年基本实现了医保的制度全覆盖，并在 2011 年初步实现了人群的全覆盖。然而，我国医疗保障制度多元分割；制度衔接不畅，各个制度按照不同标准建立，如按户籍标准（城乡）、就业标准（职工和居民）、行业性质（公务员和普通职工），制度之间各自封闭运行；基金统筹层次不高，缺乏互助共济；城乡之间、不同省份之间，医保就医关系转移接续和异地就医问题亟须解决。制度不统一带来的是同一区域内居民重复参保，财政重复补贴和信息系统重复建设等问题。这极大地浪费了医疗保障公共资源，也存在参保待遇不公平问题。不同制度亟待整合，期待一个统一的制度产生，因此"新农合"与城镇居民基本医疗保险、农村医疗救助与城镇医疗救助、生育保险与医疗保险开始了整合。

1. 城乡居民医疗保险整合

早在 2007 年开展城镇居民基本医疗保险试点时，一些地方就已经自行探索统筹城乡居民医保。到 2012 年，天津、重庆、青海、宁夏、广东以及新疆生产建设兵团 6 个省级地区（或单位）、41 个地市、162 个县（市、区），先后以多种不同形式实行城乡居民医保的统一或整合①。2009 年国务院发布的《关于深化医药卫生体制改革的意见》、"十一五"和"十二五"社会保障规划均提出："探索建立城乡一体化的基本医疗保障管理制度"，当然政策只做了方向性、倡导性的规定。由于相关部门存在不同的意见分歧，城乡居民基本医疗保险的整合方案一直悬而未决。

2016 年 1 月 12 日，国务院印发《关于整合城乡居民基本医疗保险制度的意见》，该意见就整合城镇居民基本医疗保险和新型农村合作医疗两项制度、建立统一的城乡居民基本医疗保险制度提出了"六项统一"的要求：①统一覆盖范围。制度覆盖除职工基本医疗保险应当参保人员以外的所有其他城乡居民。对于农民工和灵活就业人员则可以依法参加职工基本医疗保险，对参保有困难的可按照当地规定参加城乡居民医疗保险。②统一筹资政策。现有城镇居民医保和新型农村合作医疗个人缴费标准差距较大的地区，可采取差别缴费的办法，利用 2~3 年时间逐步过渡。③统一保障待遇。逐步统一保障范围和支付标准，将政策范围内的住院费用报销比例保持在 75% 左右。④统一医保目录。统一城乡居民医保药品目录和医疗服务项目目录，在现有城镇居民医保和新农合目录的基础上，要适当考虑参保人员需求变化进行动态调整。⑤统一定点管理制度。统一定点机构的管理办法，强化协议管理，建立起动态考核的准入与退出机制。⑥统一基金管理。城乡居民医疗保险执行国家统一的基金财务制度、会计制度和基金预决算管理制度。《关于整合城乡居民基本医疗保险制度的意见》还鼓励有条件的地区进一步理顺医保管理体制，统一基本医保行政管理职能，整合城乡居民医保经办机构、人员和信息系统，规范经办流程，提供一体化的经办服务，并明确指出城乡居民医保制度在原则上应当实行市（地）级统筹，鼓励有条件的地区实行省级统筹。

---

① 金维刚. 城乡居民医保整合及其发展趋势 [J]. 中国医疗保险，2016（3）：35-38.

整合城乡居民医保制度后，居民不再受到城乡身份的限制，都参加统一的制度，按照政策规定缴费和享受同等的待遇，这极大地增强了制度的公平性。统筹层次的提高使居民参保就医范围逐步扩大，减少了异地就医结算的不便和医疗资源享受的不公平。统一基金管理能提高医保基金的运营效率，增强基金的抗风险能力。医保管理体制的统一减少了重复参保、重复发放补贴和重复信息建设，有效地降低了医保的管理成本，提高了医保的运行效率。

2. 城乡医疗救助整合

为了贯彻落实《社会救助暂行办法》的相关规定，编密织牢基本民生保障安全网，2015 年 4 月，民政部、财政部、人力资源和社会保障部联合下发了《关于进一步完善医疗救助制度全面开展重特大疾病医疗救助工作的意见》，提出了城市医疗救助制度和农村医疗救助制度于 2015 年年底前整合为城乡医疗救助制度的目标，合并原来独立开设的"城市医疗救助基金专账"和"农村医疗救助基金专账"，并对重点救助对象参保参合、门诊和住院救助比例、救助限额做出了规定。此外，文件还针对重点救助对象的重特大疾病救助标准、用药范围等给出了指导意见，有利于我国医疗救助制度的完善，进一步缓解了困难群众医疗支出压力。医疗救助制度的整合改变了原有的制度分裂局面，加速了政策目标、资金筹集、对象范围、救助标准、救助程序等方面城乡统筹的步伐，对实现城乡困难群众获取医疗救助的权利公平、机会公平、规则公平、待遇公平意义重大。2017 年，城乡医疗救助政策资助参加基本医疗保险 5 621 万人，实施住院和门诊医疗救助 3 517.1 万人次，支出合计 340.1 亿元，发挥了明显的救急救难作用。

3. 生育保险和职工基本医疗保险整合

生育保险和医疗保险在许多方面存在共性，特别是在保险待遇支付、管理对象、方式和手段等方面具有共同的特点。随着实践发展，近年来，一些地方早已开始将这两种保险实行统一参保登记、统一费用征缴等，并收到了较好的效果①。2017 年 1 月 19 日，国务院办公厅发布《关于印发生育保险和职工基本医疗保险合并实施试点方案的通知》（国办发〔2017〕6 号），并且开展两项保险合并实施试点，并公布了第一批试点单位。两险

---

① 王东进. 读懂生育保险与基本医疗保险合并实施［J］. 中国医疗保险，2017（4）：1-3.

合并要实现"四统一"和"一不变"。"四统一"即统一参保登记，参加职工基本医疗保险的在职职工同步参加生育保险，要完善参保范围，结合全民参保登记计划摸清底数，促进实现应保尽保；统一基金征缴和管理，生育保险基金并入职工基本医疗保险基金，统一征缴；统一医疗服务管理，两项保险合并实施后实行统一定点医疗服务管理；统一经办和信息服务，两项保险合并实施后，要统一经办管理，规范经办流程。"一不变"即职工生育期间的生育保险待遇不变。

3.3.3 医疗保障制度的进一步完善与发展

1. 扩大医疗保险支付范围，规范医保药品名称与调整药品目录

（1）扩大医保支付范围。

2016 年 3 月 9 日，人力资源和社会保障部、国家卫生计生委、民政部、财政部、中国残联印发《关于新增部分医疗康复项目纳入基本医疗保障支付范围的通知》（人社部发〔2016〕23 号），提出为进一步提高包括残疾人在内的广大参保人员医疗康复保障水平，将康复综合评定等 20 项医疗康复项目纳入基本医疗保险支付范围，并指出各统筹地区要加强基金预算管理，结合付费方式改革，探索适应医疗康复的医保支付方式，鼓励医疗机构控制服务成本，提高服务质量。

2017 年 7 月 13 日，人力资源和社会保障部印发《关于将 36 种药品纳入国家基本医疗保险、工伤保险和生育保险药品目录乙类范围的通知》（人社部发〔2017〕54 号），将利拉鲁肽注射剂等 36 种药品（以下统称"有关药品"）纳入《国家基本医疗保险、工伤保险和生育保险药品目录（2017 年版）》乙类范围，并规定各省（区、市）社会保险主管部门不得将有关药品调出目录，也不得调整限定支付范围。

（2）规范医疗保险药品名称，调整药品目录。

2016—2017 年，药品名称和目录进行了三次调整。2016 年 1 月 21 日，人力资源和社会保障部办公厅印发《关于调整规范国家基本医疗保险、工伤保险和生育保险药品目录中部分药品名称的通知》（人社厅函〔2016〕23 号）对 2009 年印发的《国家基本医疗保险、工伤保险和生育保险药品目录（2009 年版）》中部分药品名称进行调整规范。2017 年 2 月 21 日，人力资源和社会保障部《关于印发〈国家基本医疗保险、工伤保险和生育保险药品目录（2017 年版）〉的通知》（人社部发〔2017〕15 号）提出

要严格药品目录支付规定，规范各省药品目录调整，完善药品目录使用管理并探索建立医保药品谈判准入机制。在这一文件出台的同时，《关于印发国家基本医疗保险、工伤保险和生育保险药品目录的通知》（人社部发〔2009〕159号）文件同时废止。2017年9月20日，人力资源和社会保障部办公厅印发《关于对国家基本医疗保险、工伤保险和生育保险药品目录中部分药品名称进行调整规范的通知》（人社厅函〔2017〕249号）对《国家基本医疗保险、工伤保险和生育保险药品目录（2017年版）》中部分药品名称进行调整规范。

2. 大病保险制度建立并与医疗救助相衔接

随着全民医疗保障体系的初步建立，人民群众看病就医获得了一定程度的保障，但总体而言，我国的基本医疗保障制度，特别是城镇居民基本医疗保险制度和新型农村合作医疗制度的保障水平依然偏低，人民群众的大病医疗费用负担较重。为进一步完善城乡居民医疗保障制度体系，有效提高重特大疾病保障水平，2012年国家发展改革委联合卫生、民政等六部门下发了《关于开展城乡居民大病保险工作的指导意见》。文件指出城乡居民大病保险是在基本医疗保险的基础上，基本医疗保险报销之后，对依然有较大费用支出的患者给予进一步保障的制度安排，是基本医疗保险制度的重要拓展和延伸。

大病保险的保障对象为城镇居民基本医疗保险和新型农村合作医疗的参保人，大病保险资金从城镇居民医保基金、新型农村合作医疗基金中划拨一定比例或额度，在参保人发生高额医疗费用的情况下，对城镇居民医疗保险、新农合补偿后需个人负担的合规医疗费用给予额外报销，文件规定实际支付比例不得低于50%。与基本医疗保险制度不同，城乡居民大病保险坚持政府主导、专业运作的原则，即政府负责基本的政策制定、组织协调、筹资管理，具体则由商业保险机构承办，以发挥市场作用，提高大病保险的运行效率、服务水平和质量。为了严格贯彻落实《关于开展城乡居民大病保险工作的指导意见》的要求，国务院医改办出台了《关于加快推进城乡居民大病保险工作的通知》（国医改办发〔2014〕1号），提出要在2014年全面推开城乡居民大病保险试点，加快推进城乡居民大病保险建设，筑牢群众看病就医的网底。试点工作开展以来，有效缓解了因病致贫、因病返贫问题，促进了政府力量和市场机制的结合。在总结试点经验的基础上，国务院办公厅于2015年7月出台了《关于全面实施城乡居民大病保险的意见》，提出全面覆盖参保人群和逐步提高支付比例的目标，并对商业保险公司承办大病保险服务进行进一步规范。为了进一步加强大病保险制度和城乡医疗救助制度在对象范围、支付政策、经办服务、监督管理等方面的衔接，充分发挥制度效能，民政部于2017年1月下发了《关于进一步加强医疗救助与城乡居民大病保险有效衔接的通知》，提出大病保险应当向低保对象、特困人员、建档立卡贫困人口、低收入者、重度残疾人等困难群众（含低收入老年人、未成年人、重病患者）倾斜，提高重特大疾病医疗救助水平。到2017年年末，我国的大病保险制度已基本建立，累计受益人次多达1 700多万人次。

大病保险的实施有利于推动三医改革，并促进政府主导与市场机制作用相结合，有效提高了参保者的医疗保障水平，是进一步体现互助共济、促进社会公平的重要举措。但是国家在出台政策时对于制度没有明确的定位，对于将大病保险定性为基本医疗保障制度或补充保险制度也存在一定的争议①。大病保险没有独立的筹资渠道，在进入纵深发展的新阶段后，解决资金可持续性、待遇机制、管理机制等核心问题仍然需要路径优化②。但是毋庸置疑，城乡居民大病保险制度是我国多层次医疗保障体系的重要组成部分，对于推进全民医保制度建设做出了重要贡献，发挥着保障困难群众基本医疗权益的基础性作用。

3. 开展长期护理保险制度试点

探索建立长期护理保险制度，是应对人口老龄化、促进社会经济发展的战略举措，是实现共享发展改革成果的重大民生工程，是健全社会保障体系的重要制度安排。

2016年6月27日，人力资源和社会保障部办公厅印发《关于开展长期护理保险制度试点的指导意见》（人社厅发〔2016〕80号），提出要积极探索建立以社会互助共济方式筹集资金，为长期失能人员的基本生活照料和与基本生活密切相关的医疗护理提供资金或服务保障的社会保险制度安排。文件提出要利用1~2年试点时间，积累经验，力争在"十三五"期间基本形成适应我国经济体制的长期护理保险制度的政策框架。

---

① 贾洪波. 大病保险与基本医保关系之辨：分立还是归并？[J]. 山东社会科学，2017（4）：70-75.

② 仇雨临，翟绍果，黄国武. 大病保险发展构想：基于文献研究的视角 [J]. 山东社会科学，2017（4）：58-64.

长期护理保险制度以长期处于失能状态的参保人群为保障对象，重点解决重度失能人员基本生活照料和与基本生活密切相关的医疗护理等所需费用，原则上主要覆盖职工基本医疗保险的参保人群。试点地区可结合自身实际逐步探索，切忌盲目推进。可通过优化职工医保统筹账户和个人账户的结构、划转职工医保统筹基金结余、调剂职工医保费率等途径筹集资金，并逐步探索建立互助共济、责任共担的长期护理保险多渠道筹资机制。根据护理的等级、服务的提供方式等制定差别化的待遇保障政策，对符合规定的长期护理费用，基金支付水平总体上控制在70%左右。

4. 推动医疗、医保、医药联动改革

保障全民基本医疗保障权益不仅涉及基本医疗保障制度，而且深深嵌入我国的医药卫生体制当中，对于基本医疗保障体系的考量还应关注整体的卫生体制，从宏观角度切入。针对我国医改进入攻坚阶段的新情况，党中央、国务院对卫生体制改革提出了新要求。为了推动医改向纵深发展，人力资源和社会保障部于2016年3月出台了《关于积极推动医疗、医保、医药联动改革的指导意见》。"三医"联动，要以医疗服务体系改革为重点，全面深化医药卫生体制改革，着力解决群众看病就医问题。医保作为连接医疗卫生服务供给方与需求方的重要纽带，在医改中具有基础性作用[1]。

5. 推进全国联网跨省异地就医结算工作

加快基本医保异地就医联网结报工作是健康中国建设的重要内容，对深化医药卫生体制改革、落实分级诊疗、完善基本医保制度建设、提升城乡居民的获得感具有重要意义。

2016年4月21日，国务院办公厅出台《关于印发深化医药卫生体制改革2016年重点工作任务的通知》（国办发〔2016〕26号），提出要加快推进基本医保全国联网和异地就医结算工作，建立完善国家级异地就医结算平台，逐步与各省份异地就医结算系统实现对接，基本实现跨省异地安置退休人员住院费用直接结算，到2017年，基本实现符合转诊规定的异地就医住院费用直接结算。2016年5月26日，国家卫生计生委、财政部《关于印发全国新型农村合作医疗异地就医联网结报实施方案的通知》，提出2016年要完善国家和省级新农合信息平台，基本建成新农合异地就医信

---

① 仇雨临. 医保与"三医"联动：纽带、杠杆和调控阀 [J]. 探索，2017（5）：65-71.

息系统，实现省内异地就医直接结报，开展新农合转诊住院患者跨省定点就医结报试点，到 2017 年基本实现新农合转诊住院患者跨省定点就医结报。2017 年 4 月 13 日，国务院批转国家发展改革委《关于 2017 年深化经济体制改革重点工作意见的通知》中提出，要深化医保支付方式改革，推进基本医保全国联网和异地就医结算，基本实现符合规定的转诊人员和异地安置退休人员就医住院的医疗费用直接结算。

6. 国家医保局的建立

2018 年 3 月，第十三届全国人民代表大会第一次会议批准的国务院机构改革方案，将人力资源和社会保障部的城镇职工和城镇居民基本医疗保险、生育保险职责，国家卫生和计划生育委员会的新型农村合作医疗职责，国家发展和改革委员会的药品和医疗服务价格管理职责，民政部的医疗救助职责整合，组建国家医疗保障局，作为国务院的直属机构。2018 年 5 月 31 日，中华人民共和国国家医疗保障局正式挂牌。国家医保局的成立标志着我国新医改进入了新时代，不仅意味着政府职能的调整和转型，也标志着国家治理体系现代化在医疗领域迈出新的步伐[1]。国家医保局整合了原来分散在多个政府部门的职能，集医保政策制定、医保筹资、价格制定、医保经办（主要是医保支付业务）、医疗费用与质量管控、医疗救助、医疗服务投入品（主要是药品）的集中招标采购等职能于一身，为深化医疗保险制度改革提供了组织保障，进而为加快完善全民医保制度创造了条件。我国医疗保障改革与制度建设将自此由部门分割、政策分割、经办分割、资源分割、信息分割的旧格局，进入统筹规划、集权管理、资源整合、信息一体、统一实施的新时代[2]。

2020 年 3 月 5 日，国务院正式发布《关于深化医疗保障制度的改革意见》，文件侧重从医疗保障入手来推动医疗体制改革，指出要充分调动市场力量来促进医疗体制改革。文件要求建立医疗保障待遇清单制度，强调要强化制度公平，逐步缩小不同医疗保险之间的待遇差距。这一文件的出台为我国未来 5~10 年的医疗保障制度改革指明了方向。

---

① 顾昕. 中国新医改的新时代与国家医疗保障局面临的新挑战 [J]. 学海，2019（1）：106-115.

② 郑功成. 组建国家医保局绝对是利民之举 [J]. 中国医疗保险，2018（4）：5-6.

3.4 疾病经济风险与医疗保障的逻辑关系

疾病经济风险在所难免，关键在于如何防范这种风险，以减少这种风险对于个人及家庭的生活冲击，医疗保障作为一种重要的化解风险机制已经被国际社会广泛承认。医疗保障通过给予发生疾病经济风险的个人或家庭一定的补偿，使得个人和家庭的风险得到一定程度的缓解。对于患者及其家庭而言，医疗保障未被覆盖或者虽然覆盖但是保障不充分两者都不能有效化解疾病经济风险。一般来说，医疗保障制度是一个体系，在这个体系当中，每个项目负责对应的保障项目，不同的项目之间相互衔接，以实现对患者及其家庭的整体保障效果。具体如图 3-1 所示。

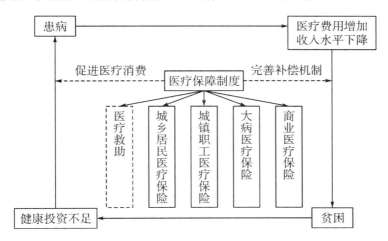

图 3-1 医疗保障制度缓解因病致贫的作用机制

我国现在已经形成比较完善的医疗保障体系，其中城镇职工医疗保险与城乡居民医疗保险属于基本医疗保险，而大病医疗保险和商业保险属于补充医疗保险，以上四种都属于保险的类型，需要参保者直接缴费才能享受到相应的保障待遇。医疗救助则是医疗保障体系中的另外一种类型，它不强调权利义务对等，不需要参保者缴费，为了保障弱势群体的健康权，地方政府一直为本地的低保户、五保户及残障公民代缴保费，由财政来负担。总的来说，不管是医疗救助还是医疗保险，其对于疾病经济风险的防范主要是对已经发生疾病经济风险的家庭给予经济补偿，从而降低其医疗负担，化解其疾病经济风险。对于中老年人家庭，没有保障或保障不足都会使得家庭疾病经济风险不能得到有效化解，进一步加剧其陷入贫困的可能。

由于医疗保险领域的特殊性，绝大多数国家都会对医疗保险进行干预，只不过干预的力度存在差异，大部分国家以社会医疗保险和福利作为本国的主要经营模式，但是美国等国依然使用商业医疗保险为本国居民提供医疗保障服务[①]。

3.5 医疗保障制度实施效果的影响因素

世界卫生组织提出的全民覆盖框架对本书的分析具有重要的启发作用。它提出医疗保障对于疾病经济风险的化解主要从三个维度进行考量，第一个是保障的覆盖面，第二个是保障的范围，第三个是保障的水平[②]。具体如图 3-2 所示。

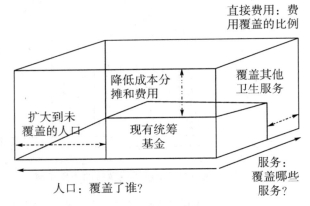

图 3-2　全民健康覆盖分析框架

医疗保障制度只要沿着覆盖面、覆盖范围和保障水平三个维度进行拓展和深入，那么最终所有的疾病经济风险都能得到化解。在图 3-2 中，假设大盒总体积表示特定时间内一国所有人所有医疗服务所需的总费用，小

---

①　张奇林. 美国医疗保障制度研究［M］. 北京：人民出版社，2005.
②　世界卫生组织. 2013 年世界卫生报告：全民健康覆盖研究［R］. 日内瓦：世界卫生组织，2013.

盒的体积表示由统筹基金覆盖的卫生服务费用。全民覆盖的目标是使所有人能够以其自身和国家都可承受的费用获得所需的卫生服务且不因经济原因而有所差异，因此，任何围绕医疗保障的改革都可以从这三个维度展开。总的来说，中国目前在覆盖面上取得不错的成绩，但是在保障范围和保障水平上依然存在很大的不足。而在保障范围和保障水平的探索中，实际上受到其他因素的制约，比如分级诊疗、支付方式及医疗服务供给模式等。

为了更清楚地展现本书后文的行文顺序，笔者根据世界卫生组织全民覆盖分析框架及已有文献，绘制了医疗保障效果的影响因素作用机制图（见图 3-3）。

在图 3-3 中，实线方框表示该因素可以直接影响医疗保障的效果，而虚线方框则表示它自身要受到其他外在因素的影响。实线箭头表示该因素起着直接作用，而虚线箭头则表示该因素起着间接作用。

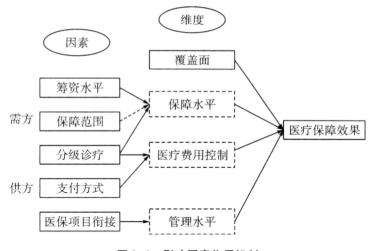

图 3-3　影响因素作用机制

其一，覆盖面。对于一国来说，在制度上实现全民医保是实现全民覆盖的基础，如果所建立的医疗保障制度不能覆盖所有人群，则医疗保障对其缓解医疗负担基本没有影响，本书将在 5.1 节进行讨论。

其二，筹资水平。对于一国来说，虽然制度上覆盖了所有人群，保险的覆盖范围也有了很大的扩展，但是保障水平如果提高不上去，对于患者的疾病医疗负担所起的作用依然有限。而保障水平在本质上受到筹资能力的影响，具体表现在该国在医疗支出上的总投入以及不同项目之间的互济性水平。在筹资上，一个公正合理的医疗保险体系应该是富裕的人群承担更多的筹资义务，而贫穷的人群承担相对少一些的筹资义务，这样的筹资结构最有利于化解疾病经济风险。对卫生资源的使用也要以实际医疗需求为出发点，确保弱势群体能够得到基本的医疗保障，防止出现"穷人补贴富人"的现象，本书将在5.2节讨论。

其三，医疗保障范围。对基本的医疗服务和药品进行报销是降低患者医疗负担的关键措施。医保部门应该依据国家的疾病顺次及对患者造成的影响程度来定时推进和更新药品目录和服务范围，确保大多数基本的医疗服务都能够得到医疗保险的报销。本书将在第5.3节专门分析保障范围。

其四，医疗费用控制。医疗保障的效果与医疗费用的控制密切相关，而医疗费用控制又与医保支付方式及分级诊疗体系建设紧密相连。一般而言，总额预付制在控制医疗费用增加上有明显优势，此外DRG近年来也在医疗费用上被积极推广使用，但是因为CHARLS数据没有涉及具体的支付方式，本书不做讨论。分级诊疗对医疗费用的控制有明显益处，严格的双向转诊有利于节约有限的医疗资源，同时也可以抑制医疗费用的快速增长，本书将在5.4节和5.5节进行分析。

其五，管理水平。在上述三个维度都有所突破后，医保部门的管理水平就显得尤为重要。在医保资金一定的条件下，必须要做好费用的控制工作以及不同项目之间的衔接工作。本书将在5.6节进行分析。

4 医疗保障抵御中老年人家庭疾病经济风险的效果分析

4.1 医疗保障对中老年人家庭绝对及相对风险度的影响

从现有的文献来看，有多种方法被用来评价医疗保障制度抵御疾病经济风险的作用效果，但归纳起来主要有三种基本的思路：①通过自然实验的方法来对比同一对象在制度实施前后的医疗支出情况，以对制度效果进行评价；②比较同等社会经济水平下参保者与未参保者之间医疗支出的差异；③"反事实分析法"，比较同一参保者在制度干预前后的变化情况。在这三种思路当中，第一种要求在医疗保障制度实施前就有相应的数据调查，而且医疗费用的花费在两次调查期间应该大体一致才能做出比较中肯的评价。第二种思路比较适合制度实施初期，因为这个时候参保者的心态并不一致，而且要求参保者与未参保者在人数上大体相等。而在 2011 年随着政府补助的不断增加，参保的覆盖面不断扩展，特别是城乡居民医疗保险具有很大的福利性质，因此，并不适用于本书的评价标准。相对来说，第三种思路比较简便易行，它是一种广泛应用于社会科学的推断因果联系的研究方法，特别适合"假如……结果会如何"一类的问题。由于前两种思路并不适合本书的研究，因此本书主要采用"反事实分析法"对我国现行医疗保障制度抵御疾病经济风险的效果进行评价分析。医疗保险制度主要通过对患者医疗费用的补偿来发挥影响作用。在医疗保险补偿前，部分家庭会发生很大的医疗支出从而对其生活造成影响，医疗保险补偿后，患者实际支付的医疗费用减少，这种变化即是医疗保险带来的政策效果。为了克服样本选择的偏误，在 CHARLS 数据里，笔者选取三年调查当中都有的家庭进行分析，形成一个平衡面板数据，这在一定程度上避免了样本选择偏移问题。因为本书关注的核心是医疗保障与疾病经济风险之间的关系，所以不同医疗保险类型的作用效果自然是最主要的考察对象，这样可以明确不同类型的医疗保障制度在抵御中老年人经济风险中的具体作用，进而为我国医疗保障制度的改革提供实证依据。在效果评价中，主要思路还是从绝对和相对两个维度上展开。

4.1.1 对绝对风险度的影响

1. 风险概率

一般来说，医疗保障制度与疾病本身并没有直接的关系，但是医疗保险可以弱化经济因素对于居民利用医疗服务的制约，因而也能间接对参保人群的风险概率产生影响。因此，对于医疗保障制度的作用效果，本书主要从因经济困难未就诊率、因经济困难未住院率及因经济困难提前出院率三个方面来分析，其他的风险概率指标，如患病率、就诊率、住院率及是否自我治疗这些指标可能更多的是与年龄等因素相关，在数据处理上也不便于剥离出医疗保障的净效应，所以本书不做分析。

从表4-1使用的三年平衡面板数据中可以发现，随着时间的推移，医疗保险在促进卫生服务利用方面确实起到了一定的作用。因经济困难未住院或提前出院的比例较2011年都有明显下降。而因经济困难未就诊的比例则先下降后略微上升，但是总体上依然低于2011年的应就诊未就诊率。

表4-1 受访者对医疗服务利用的经济障碍变化

年份	样本量	因经济困难 未就诊率/%	样本量	因经济困难 未住院率/%	样本量	因经济困难 提前出院率/%
2011 年	865	18.15	480	61.88	295	61.69
2013 年	1 155	13.25	635	58.11	394	51.72
2015 年	1 129	16.12	704	54.12	389	44.99

从表4-2可以看出，相对于无保险人群，有保险的群体在医疗卫生服务利用上因为经济困难而没有获得医疗服务或提前结束使用医疗服务的比例要少一些，但是相对而言，城镇职工群体在医疗服务利用上障碍最小。门诊障碍相对来说要较住院少一些，因为对家庭造成影响的主要是住院服务。以城乡居民医疗保险为例，在未住院的人群当中，尽管随着时间的推

移，这一比例在逐年下降，但是有一半以上的未住院人群依然受到自身经济水平的制约。因经济困难而提前出院的比例虽然随着时间推移也在逐渐减少，但是比例还是偏高，以城乡居民医疗保险为例，总体上还是占到提前出院比例的接近一半。

表 4-2　不同保险类型受访者对医疗服务利用的经济障碍变化　单位:%

年份	指标	无保险	城镇职工医疗保险	城乡居民医疗保险	其他保险
2011 年	因经济困难未就诊率	31.91	2.67	18.74	20.00
	因经济困难未住院率	90.00	26.79	65.25	—
	因经济困难提前出院率	75.00	32.00	64.31	—
2013 年	因经济困难未就诊率	25.00	3.05	14.04	33.33
	因经济困难未住院率	68.18	31.94	61.42	—
	因经济困难提前出院率	70.00	30.91	54.98	—
2015 年	因经济困难未就诊率	25.00	5.04	17.37	
	因经济困难未住院率	72.73	32.35	56.25	
	因经济困难提前出院率	—	24.56	48.34	

注：其他保险因为样本量太小不具有代表性故用"—"代替。

2. 风险损失额

医疗保障制度对于居民的经济影响主要是通过对患者医疗费用的分担和补偿来实现，这种补偿是以患者发生医疗行为并产生经济支出为基础的，一般只针对患者疾病经济负担中的直接医疗费用支出，因此本部分主要从其对于居民门诊、住院及自我治疗的补偿来反映。

（1）门诊就医费用补偿。

对样本人群中门诊患者获得的医疗保障制度整体补偿情况进行分析（具体见表 4-3），结果显示，在各种医疗保险类型当中，2011 年门诊补偿在其他保险当中为 0 元，无保险群体几乎没有补偿，城镇职工医疗保险补偿相对来说最高，但是不到 36%，城乡居民医疗保险门诊补偿不到 15%；2013 年相对 2012 年而言，费用有了较大的涨幅，其中无保险群体的门诊费用高了 2.2 倍，城镇职工保险群体门诊费用高了 1.6 倍，城乡居民保险群体门诊费用高了 1.7 倍。同样无保险群体门诊补偿不到 5%，城镇职工医疗保险门诊补偿为 51%，城乡居民医保门诊补偿为 24%，其他保险门诊没有补偿。2015 年无保险群体的门诊补偿为 17%，城镇职工医疗保险门诊补偿为 31%，城乡居民医保门诊补偿为 29%，其他保险门诊补偿为 23%。总的来说，门诊补偿有逐渐靠拢的趋势。

表 4-3　不同保险类型受访者月医疗费用及补偿情况　　单位：元

年份	指标	无保险		城镇职工医疗保险		城乡居民医疗保险		其他保险	
		总费用	补偿	总费用	补偿	总费用	补偿	总费用	补偿
2011 年	门诊	290	33	1 023	368	540	77	403	0
	住院	464	20	1 512	1 099	881	223	—	—
	自我治疗	167	6	223	28	146	5	190	6
2013 年	门诊	648	34	1 632	837	935	224	375	0
	住院	3 018	0	2 164	1 508	1 083	507	1 078	250
	自我治疗	172	0.6	315	62	187	12	183	3.2
2015 年	门诊	1 592	267	2 748	865	1 278	371	5 283	1 225
	住院	902	299	2 291	1 559	1 323	548	2 500	0
	自我治疗	356	328	487	486	278	254	333	307

注：数据来源 CHARLS。

（2）住院就医费用补偿。

对样本人群中住院患者的补偿情况进行分析（具体见表 4-3），结果显示，在各种医疗保险类型当中，2011 年无保险群体住院补偿仅为 20 元，补偿比例不到 5%，城镇职工医疗保险住院补偿达到 72%，城乡居民医疗保险住院补偿为 25%；2013 年相对 2012 年而言，住院费用也有了较大的涨幅，其中无保险群体的住院费用增长了 5.5 倍，城镇职工医疗保险群体住院费用增长了 43%，城乡居民医疗保险群体住院费用增长了 23%。2013 年，无保险群体住院没有任何补偿，城镇职工医疗保险住院补偿为 72%，城乡居民医保住院补偿为 47%，其他保险住院补偿仅为 23%。2015 年无保险群体的住院补偿为 33%，城镇职工医疗保险住院补偿为 68%，城乡居民医保住院补偿为 41%，其他保险住院没有任何补偿。从补偿的效果来看，城镇职工医疗保险由于其筹资水平较高，所以在住院方面享受到比较高的补偿比例，研究发现，商业医疗保险在住院方面的补偿比例相对比较低。

（3）自我治疗费用补偿。

表4-3显示，自我治疗整体来说，几乎没有得到补偿。对于中老年人家庭来说，实际上这笔医疗费用依然不低，特别是对于慢性病患者，门诊没必要，住院又沾不上，只能通过平时的药物控制来进行健康管理。从现有的各医疗保险来看，基本上对于这部分医疗费用没有任何报销措施，这实际上不利于这部分人群减轻医疗负担。当然较高比例的自我治疗从另外一个角度也说明该群体健康状况整体上并不是很好，因此，更应该引起政府部门的注意。

以上分析表明，现行医疗保障制度能够在一定程度上减少居民的疾病经济风险损失额。从费用补偿来看，主要集中在对住院费用的补偿上，样本人群获得住院费用补偿的概率明显高于门诊和自我治疗。然而从门诊和自我治疗的费用来看，其引发的医疗费用并不比住院费用低多少，由此引发的疾病经济风险也不容忽视，因此现行医疗保障制度在保障住院补偿效果的同时，应该加大对患者门诊及日常购药就医的补偿力度。

4.1.2 对相对风险度的影响

医疗保障对相对风险度的影响可以从两个角度衡量：一是"反事实法"。可以通过假如没有医疗保障对患者的医疗补贴其对应的相对风险度与参加了医疗保障后的实际相对风险度之间的差异，来度量医疗保障的实际贡献。二是用参加了各种医疗保险的人群与无任何医疗保障的人群进行对比。在理想的情况下，参保者和不参保者应具有同质性度量才比较准确，但是在医疗保险市场中，存在大量的逆向选择问题，因此，该方法只能作为一种补充的评估手段。本书先从"反事实"的角度，以医疗保险待遇最好的城镇职工医疗保险为基准，用其他的医疗保险类型与之进行比较；然后以无任何医疗保险的人群为基准，用参加了医疗保险的人群与之作对比来进行必要的补充，以综合看待医疗保障对相对风险度的影响。

从表4-4可以看出，相对于城镇职工医疗保险群体而言，其他群体的疾病经济风险总体上偏小一些，然而这并不能说明其他类型的医疗保险群体本身的身体状况好，更可能的原因是城镇职工医疗保险群体的生活水平整体偏高，相对来说对健康比较重视，加之较好的医疗保障待遇又进一步促使其利用医疗服务，因而整体推高了这部分人群的医疗费用支出。其余类型的医疗保险群体，因为本身的生活水平较低，医疗保障待遇偏低甚至没有，或者即使有，但是额外增加了许多报销的条件，使得其对医疗服务的利用明显少于城镇职工医保群体。从无保险群体的经济状况来看，无论在哪一年他们的经济状况都是最差的，因此不购买医疗保险可能是其本身的贫困导致。从参保前后的相对风险来看，相对于城镇职工医疗保险群体，其他群体的相对风险度都增加了，只有2013年城乡居民医疗保险属于例外，也就是说只有在这一年医疗保险制度本身促使其与城镇职工医疗保险群体的相对风险度缩小，其余年份和其他的保险类型都进一步扩大了相对风险度。换言之，城镇职工医疗保险扩大了不同人群的相对风险度，医疗保险制度本身没有起到应有的互济效果。

表 4-4   不同参保对象与城镇职工医疗保险群体的相对风险度比较

年份	无保险		城乡居民医疗保险		其他保险	
	参保前	参保后	参保前	参保后	参保前	参保后
2011 年	0.43	0.58	0.59	0.79	0.45	0.61
2013 年	0.41	0.76	0.56	0.43	0.40	0.69
2015 年	0.45	0.58	0.49	0.56	0.98	1.20

注：数据来源 CHARLS。

从表4-5可以看出，相对于无任何医疗保险的群体，参加医疗保险确实使得自身的相对医疗风险度降低，但是2011年有些例外。对于城乡居民医疗保险群体和其他保险群体而言，参加了医疗保险与不参加几乎没有任何影响，原因是参加了医疗保险可能放大了医疗需求，进而使得医疗费用整体提高，虽然医疗保障对其有一定的补偿，但是补偿的数额不足以降低其自身的整体相对风险度。在其他年份，医疗保险确实弥补了增加的医疗需求产生的费用，使得总体的相对风险度都有所下降。从降低的效果来看，城镇职工医疗保险的效果最好，以2013年为例，可以使其相对风险度降低约46%。城乡居民医疗保险的效果次之，其他保险的降低效果最差，其降低相对风险度的效果最高不超过5%。

表 4-5 不同参保对象与无保险群体的相对风险度比较

年份	城镇职工医疗保险		城乡居民医疗保险		其他保险	
	参保前	参保后	参保前	参保后	参保前	参保后
2011 年	2.21	1.66	1.26	1.26	1.04	1.04
2013 年	2.42	1.31	1.34	1.05	0.96	0.90
2015 年	2.23	1.73	1.10	0.97	2.18	2.08

注：数据来源 CHARLS。

表 4-4 和表 4-5 对相对风险度的考察并没有结合患者家庭本身的经济状况，表 4-6 和表 4-7 将采用校正相对风险度来对其进行考察。因为对无保险群体几乎没有补助，所以相对于城镇职工较高的医疗补偿率来说，微量的补助实际上进一步加大了它们之间的相对风险度，也就是说，这部分群体的实际风险感受将比补偿前更加明显。事实上，相对于城镇职工医疗保险群体而言，参加城乡居民医疗保险及其他保险的人群的相对医疗风险度都有着明显的提高，只有城乡居民医疗保险群体在 2013 年是例外，也就是说在 2013 年参加了城乡居民医疗保险后，其相对风险度较城镇职工医疗保险群体有所降低，这也从另外一个角度反映了当前的医疗保障制度实际上有利于城镇职工，不同人群之间的医疗保障水平存在差异。

表 4-6 不同参保对象与城镇职工医疗保险群体的校正相对风险度比较

年度	无保险		城乡居民医疗保险		其他保险	
	补偿前	补偿后	参保前	参保后	参保前	参保后
2011 年	0.79	1.06	1.01	1.35	0.41	0.56
2013 年	0.65	1.22	1.01	0.77	0.48	0.83
2015 年	1.04	1.34	0.84	0.96	1.35	1.66

注：数据来源 CHARLS。

表 4-7 不同参保对象与无保险群体的校正相对风险度比较

年度	城镇职工保险		城乡居民医疗保险		其他保险	
	参保前	参保后	参保前	参保后	参保前	参保后
2011 年	1.19	0.89	1.18	1.18	0.52	0.52
2013 年	1.52	0.83	1.36	1.21	0.70	0.66
2015 年	0.96	0.74	0.81	0.72	1.30	1.25

注：数据来源 CHARLS。

从表 4-7 可以看出，相对于无任何医疗保险的群体而言，参加医疗保险确实使其相对医疗风险度降低，但是 2011 年有些例外，对于城乡居民医疗保险群体和其他保险群体而言，参加了医疗保险与不参加几乎没有任何影响。在其他年份，医疗保险确实弥补了增加的医疗需求产生的费用，使得总体的相对风险度有所下降。从降低的效果来看，城镇职工医疗保险的效果最好，以 2013 年为例，可以使其相对风险度降低约 45%。城乡居民医疗保险的效果次之，其他保险的降低效果最差，其降低相对风险度的效果最高不超过 5%。

综上，我们可以得出如下结论，相对于城镇职工医疗保险群体来说，其余医疗保险类型由于补助较少，实际上进一步扩大了其与城镇职工医疗保险群体相对风险度的差距，只有极个别年份存在例外，说明当前的医疗保障互济性较差。相对于无任何医疗保险的群体而言，无论哪种保险都可以促进医疗资源的利用，也能够在一定程度上降低其相对风险度。从家庭经济状况来看，无医疗保险的群体生活水平最低，因此，政府可以考虑适当免除这部分群体的缴费义务，帮助其缴纳医疗保险费，促使其享有最基本的医疗服务。

4.2　医疗保障对中老年人家庭灾难性医疗支出的影响

防范与化解灾难性医疗支出风险，防止因病致贫现象发生，是医疗保障制度的核心要旨。发生灾难性医疗支出的家庭不但需要降低其当期的正常生活开支，有的甚至需要变卖家产、举债来平滑当期消费，这些应对措施从短期来看影响正常的生产、生活，从长期看将导致贫困陷阱的产生。世界卫生组织和世界银行汇集的新证据表明，超过 5 亿人因个人医疗服务费用而被迫陷入极端贫困①。因此依然有必要进一步深化该主题的研究，以有效化解和应对疾病经济风险所带来的贫困问题。

---

① 世界卫生组织，世界银行. 追踪全民健康覆盖：2017 年全球监测报告［R］. 日内瓦：世界卫生组织，2017.

4.2.1 数据、指标与模型

1. 数据来源

本书数据来源于中国健康与养老追踪调查数据（CHARLS）。基于本书研究目的，删除家庭每年生活支出、食品支出及医疗费用支出全为 0 的样本、少部分年龄低于 45 岁的样本及家庭医疗保险类型不一致的样本，最终得到了样本量为 7 265 户家庭的平衡面板数据。

2. 测算依据与指标

灾难性医疗支出（catastrophic health expending，CHE）一般通过发生率和发生强度来衡量。遵循文献传统，本书用两种标准来测算它的发生率和发生强度。建立变量 E_i，表示是否发生 CHE，如果某一家庭医疗花费超过固定的阈值，则令 $E_i = 1$，否则，$E_i = 0$。其中，T_i 为家庭年医疗费用支出，x_i 为家庭年消费性支出，f_i 为家庭食品支出，z 为设定的阈值，阈值设定为家庭总支出的 10%[1]和家庭支出扣除食品支出后的 40% 两个标准[2]。

$$E_i = \begin{cases} 0 & if \ \dfrac{T_i}{x_i} < z \quad (或 \dfrac{T_i}{x_i - f_i} < z) \\ 1 & if \ \dfrac{T_i}{x_i} > z \quad (或 \dfrac{T_i}{x_i - f_i} > z) \end{cases} \quad (4-1)$$

由公式（4-2）可知，CHE 发生率（H）是指发生 CHE 的家庭占全体样本家庭的百分比，N 表示样本总数。

$$H = \frac{1}{N} \sum_{i=1}^{N} E_i \quad (4-2)$$

同时为了进一步分析中老年人家庭 CHE 的发生强度，引入平均差距和相对差距两项指标，计算公式分别为

$$O = \frac{1}{N} \sum_{i=1}^{N} E_i \left(\frac{T_i}{x_i - f_i} - z \right) \quad (4-3)$$

$$\text{MPO} = \frac{O}{H} \quad (4-4)$$

---

① WAGSTAFF A, DOORSLAER E V. Catastrophe and impoverishment in paying for health care：with applications to vietnam 1993-1998 [J]. Health economics, 2008, 12 (11)：921-933.

② XU K, EVANS D B, KAWABATA K, et al. Household catastrophic health expenditure：a multi-country analysis [J]. Lancet, 2003, 362 (9378)：111-117.

公式（4-3）和公式（4-4）中，O 为平均差距，MPO 为相对差距。平均差距是灾难性医疗支出差距的总和与样本总数的比值，用来反映全社会所有家庭遭受 CHE 的严重程度。相对差距指 CHE 差距的总和与已经发生灾难性医疗支出的家庭总数的比值，用来反映医疗支出对家庭的打击程度。

3. 计量模型

本书运用面板二值选择（Logit）模型，以是否发生 CHE 为因变量，以 Andersen 医疗服务利用模型为理论依据，构建 CHE 的面板二值选择（logit）模型：

$$y_{it}^* = x_{it}\beta + \mu_i + \varepsilon_{it} (i = 1, \cdots, n; \ t = 1, \cdots, T) \qquad (4-5)$$

式中，x_{it} 为解释变量集合；β 为解释变量对应的参数向量；μ_i 表示个体项；ε_{it} 为模型估计的残差项；y_{it}^* 为不可观测变量（潜在变量）。当 $y_{it}^* > 0$ 时记为 1，否则记为 0。给定 x_{it}、β、μ_i 则有：

$$P(y_{it} = 1 \mid x_{it}, \ \beta, \ \mu_i) = P(y_{it} > 0 \mid x_{it}, \ \beta, \ \mu_i) = F(\mu_i + x_{it}\beta)$$

$$(4-6)$$

式中，$F(\cdot)$ 为 ε_{it} 的累积分布函数，假设其服从逻辑分布，则为 logit 模型。

$$P(y_{it} = 1 \mid x_{it}, \ \beta, \ \mu_i) = \Lambda(\mu_i + x'_{it}\beta) = \frac{e^{u_i + x'_{it}\beta}}{1 + e^{u_i + x'_{it}\beta}} \qquad (4-7)$$

面板二值选择模型的估计方法主要包括三种，经过豪斯曼检验之后，我们最终选择了固定效应 logit 方法。本书分析使用的软件是 Stata 15.0。

4.2.2 实证结果与分析

1. 描述性统计

表 4-8 为 2011 年，2013 年和 2015 年 CHARLS 子样本的描述性统计。在倾向性因素方面，家中是否有 75 岁及以上高龄老年人的比例也在逐年增加，到 2015 年达到 13%；绝大多数家庭都有配偶与其共同居住，最少的年份也达到 77%。在能力因素方面，保险类型当中，3.67% 的家庭没有任何医疗保险，11.51% 的家庭享有城镇职工医疗保险或公费医疗保险，84.19% 的家庭享有城乡居民医疗保险，它主要是由新农合和城镇居民医疗保险两种保险类型构成，因为二者在筹资、管理和待遇给付上基本接近，所以进行合并处理，其他保险占比不到 1%。从样本的区域来看，27.30% 的家庭居住在东部，居住在中部的为 35.56%，西部家庭占到 37.15%。从

居住的地区来看，35.5%的家庭居住在城市，64.45%的家庭居住在农村。在需要因素中，平均而言，高达81%的家庭有慢性病成员和32%的家庭有残障人士。住院率和门诊率随着调查年份的推移有逐渐升高的趋势，在2015年分别达到38%和23%。以上数据与2013年第五次全国卫生服务调查（NHSS）数据基本一致①。

表4-8　变量的界定及描述性统计

变量	变量的赋值	2011年	2013年	2015年
		均值（标准差）	均值（标准差）	均值（标准差）
每月家庭医疗费用	连续性变量	253（884）	357（1 333）	511（1 991）
倾向性因素				
高龄老年人	0为<75岁,1为≥75岁	0.07（0.25）	0.10（0.30）	0.13（0.34）
婚姻状态	0=无配偶,1=有配偶	0.79（0.41）	0.77（0.42）	0.80（0.40）
能力因素				
保险类型	0=无保险 1=城镇职工医疗保险 2=城乡居民医疗保险 3=其他保险	1.79（0.55）	1.81（0.50）	1.85（0.40）
区域	0=东部,1=中部, 2=西部	1.10（0.80）	1.10（0.80）	1.10（0.80）
居住地区	0=城市,1=农村	0.65（0.48）	0.65（0.48）	0.65（0.48）
家庭经济状况	0=很贫困,1=贫困, 2=一般,3=比较富裕, 4=富裕	2.93（1.40）	2.87（1.40）	2.76（1.40）
家庭人数	连续性变量	2.74（1.75）	4.60（1.42）	2.58（1.22）
需要因素				
有无门诊	0=没有,1=有	0.29（0.45）	0.32（0.47）	0.30（0.46）
有无慢性病	0=没有,1=有	0.80（0.40）	0.80（0.40）	0.85（0.36）
有无残疾	0=没有,1=有	0.24（0.43）	0.37（0.48）	0.37（0.48）
有无住院	0=没有,1=有	0.13（0.34）	0.20（0.40）	0.22（0.42）

注：①笔者根据CHARLS调查数据整理；②括号里表示标准差。

① 国家卫生计生委统计信息中心. 2013第五次国家卫生服务调查分析报告 [M]. 北京：中国协和医科大学出版社，2015.

2. CHE 发生率及发生强度

表 4-9 总结了三个调查年份灾难性医疗支付的发生率（H_c）和发生强度（O）。面板 A 以 10% 的界定标准展示实证结果，发现中老年人家庭的整体疾病经济风险较高，大概有四分之一的家庭面临着 CHE，而且在三个调查年份并没有减少，2013 年甚至高达 31.9%，对其作 t 检验后发现增长率非常显著；相较 2011 年，2015 年的发生率更高，t 检验的结果也非常显著，说明 2015 年的灾难性医疗支出发生率进一步升高。从平均差距来看，相对于 2011 年，每次调查都在上涨，其中 2013 年上涨高达 43.4%，2015 年相对于 2013 年上涨了 22.3%。从相对差距来看，从 2011 年到 2015 年，对于发生 CHE 的家庭来说，打击的程度越来越大。因此，我们可以推断，2011 年到 2015 年 CHE 发生率并没有降低，无论从全社会的角度还是从已经发生 CHE 的家庭的角度看，"看病贵"问题没有得到缓减。本书的研究结论与许多研究结论并不一致：在发生率方面，大部分研究认为，我国近年来 CHE 的发生率一直在下降[1][2]；在发生强度方面，本书的研究发现 CHE 的平均差距增加了，也就是说，全社会遭受灾难性医疗支出的打击程度进一步加深，医疗保险的推行并没有缓解当前的灾难性医疗支出问题，从相对差距看，那些遭受灾难性医疗支出的家庭面临的风险进一步放大。

表 4-9　2011—2015 年部分年份灾难性医疗支出的发生率和发生强度

	调查年份	2011 年	2013 年	2015 年
面板 A	发生率/%	25.57(0.005)	31.93(0.005)	35.05(0.006)
	P 值	—	<0.001	<0.001
	平均差距	0.053	0.076	0.093
	P 值	—	<0.001	<0.001
	相对差距	0.207	0.238	0.265

①　王晓蕊，王红漫. 基本医疗保障制度对于改善灾难性卫生支出效果评价 [J]. 中国公共卫生，2017，33（6）：901-904.

②　杨红燕，聂梦琦，李凡婕. 全民医保有效抵御了疾病经济风险吗？ [J]. 统计与决策，2018，34（14）：59-63.

表4-9(续)

	调查年份	2011 年	2013 年	2015 年
面板 B	发生率/%	16.42(0.004)	21.76(0.005)	25.40(0.005)
	P 值	—	<0.001	<0.000
	平均差距	0.023(0.001)	0.035(0.001)	0.069(0.001)
	P 值	—	<0.001	<0.001
	相对差距	0.140	0.161	0.272

注：①笔者根据 CHARLS 调查数据整理；②P 值以 2011 年为参照系；③括号内为标准差；④ 面板 A 以家庭总支出的 10%为标准，面板 B 以家庭总支出扣除家庭食品费用支出后的 40%为标准。

面板 B 以 10%的界定标准展示实证结果，发现中老年人家庭的灾难性医疗支出也比较高，在三个调查年份并没有减少，在 2015 年达到 25.4%，也就是说有四分之一的家庭面临灾难性医疗支出，虽然在 2011 年到 2015 年期间，人均医疗保险筹资额持续增加，但是并没有带来灾难性医疗支出的减少。对其作 t 检验后发现增长率非常显著，相较 2011 年，2015 年的发生率更高，t 检验的结果也非常显著，说明 2015 年的灾难性医疗支出发生率进一步升高。从平均差距来看，相对于 2011 年，每次调查都在上涨，其中 2013 年上涨高达 52.1%，2015 年相对于 2011 年上涨了 200%。从相对差距来看，从 2011 年到 2015 年，数值也越来越大。因此按照 40%的标准也可以推断出 2011 年到 2015 年无论从全社会的角度还是从已经发生 CHE 的家庭的角度看，"看病贵"问题没有得到缓解。

本书接下来分析如果没有任何医疗保障措施，医疗总费用对家庭支出的影响。用新测算出来的灾难性医疗支出发生率及其强度减去已经测算出来的发生率及发生强度，就能够比较近似地看出当前医疗保障的总体效果。之所以是"近似"是因为这样的假设实际上并不存在，医疗保险的存在事实上放大了居民对医疗服务的需求。

3. 医疗保险对灾难性医疗支出的"反事实"分析

从表 4-10 可以看出医疗保障的实施效果，医疗保障确实使得灾难性医疗支出的发生率降低了。无论在哪一个年份结果都一样，但是从作用的效果来看，最多的一年只降低了约 3.5%（面板 D 里的 2013 年），在其他年份差异并不是很大，其中最小的仅相差 1.8%（面板 C 里的 2015 年）。从平均差距来看，如果以 10%的家庭总支出为灾难性医疗支出的判定标准，以2015年为例，家庭平均每月花3 559元，差异值0.053，意味着可以为家庭每月节约189元，如果以已经发生灾难性医疗支出的家庭来说，则可以每月节约466元。因此，可以得出在当前医疗保障的主要作用不是降低灾难性医疗支出发生率，而是对已经发生灾难性医疗支出家庭进行经济补偿。从相对差距MPO来看，随着年份的推移，MPO值越来越大，说明医疗保险对于已经发生灾难性医疗支出的家庭的缓解作用在逐渐加强。如果以家庭总支出扣除食品费用后的40%为灾难性医疗支出的判定标准，以2013年为例，扣除食品支出后家庭平均每月花1 680元，差异值0.102，意味着可以为家庭每月节约171元，如果以已经发生灾难性医疗支出的家庭来说，则可以每月节约642元。这同样也说明医疗保险的作用主要是对已经发生灾难性医疗支出家庭提供补助，同样也说明医疗保障缓解家庭的灾难性医疗支出的作用在逐渐加强。

表4-10　2011—2015年部分年份医疗保障效果

调查年份		2011 年			2013 年			2015 年		
	指标	保障前	保障后	差异	保障前	保障后	差异	保障前	保障后	差异
面板 C	H	0.277	0.256	0.021	0.351	0.319	0.032	0.369	0.351	0.018
	O	0.074	0.053	0.021	0.124	0.076	0.048	0.146	0.093	0.053
	MPO	0.267	0.207	0.050	0.353	0.238	0.015	0.396	0.265	0.131
面板 D	H	0.185	0.164	0.021	0.253	0.218	0.035	0.276	0.254	0.022
	O	0.077	0.023	0.054	0.137	0.035	0.102	0.174	0.069	0.105
	MPO	0.416	0.140	0.276	0.542	0.161	0.381	0.630	0.272	0.358

注：笔者根据CHARLS调查数据整理。

4. CHE 的影响因素分析

表4-11中，模型（1）是以家庭总支出的10%为灾难性医疗支出的判断标准。可以看出在倾向性因素中，婚姻状态对CHE的发生影响比较显著，相对而言有配偶的家庭是没有配偶家庭的1.6倍，主要是因为一般来说两个上了年龄的人要比单个人的风险更高一些。高龄老年人并不比低于75岁的人群更容易发生灾难性医疗支出。虽然老年人疾病概率远高于中年人，但是灾难性医疗支出还与家庭经济状况密切相关，老年人受制于经济能力，在医疗支出上相对较少一些，因此，可以推测老年人的医疗需求没有得到充分满足。在能力因素当中，各医疗保险对因变量的影响程度并不

一致，相对于无保险群体，参加城镇职工医疗保险和其他保险的人群发生灾难性医疗支出，且分别在 5% 和 10% 的水平上显著。城镇职工和其他保险可能保障水平较高，所以一般不容易发生灾难性医疗支出，城乡居民医疗保险的作用并不显著。相对于最贫困的人群而言，灾难性医疗支出具有明显的"亲贫"效应，越是富裕的家庭越不容易发生灾难性医疗支出，且结论非常显著。以最富裕的人群而言，其发生灾难性医疗支出的概率仅为最贫困人群的 0.09 倍。家庭人数越多，越不容易发生灾难性医疗支出，相比较而言，人数大于 4 人的家庭灾难性医疗支出的发生率仅为小于 4 人的 0.9 倍，且结论非常显著。此外，家庭成员中如果有过住院和门诊经历、患有慢性病和身体残障则更容易发生灾难性医疗支出，而家庭中有患有慢性病的成员则并不显著。

表 4-11　两种不同阈值下的灾难性医疗支出的决定因素

变量名称	模型（1）		模型（2）	
	发生比	P 值	发生比	P 值
是否有高龄老年人（参照组为中年人及低龄老年人）				
高龄老年人	1.241	0.118	1.169	0.26
是否有配偶（参照组为无配偶）				
有配偶	1.599***	<0.001	1.279**	0.014
保险类型（参照组为无保险组）				
城镇职工医疗保险	1.611**	0.026	1.389	0.144
城乡居民医疗保险	1.127	0.404	1.028	0.858
其他保险	1.965*	0.061	1.764	0.141
收入水平（参照组为最贫穷）				
较贫穷	0.524***	<0.001	0.626***	<0.001
中等	0.374***	<0.001	0.506***	<0.001
较富裕	0.207***	<0.001	0.329***	<0.001
富裕	0.086***	<0.001	0.166***	<0.001
家庭人数是否大于 4（参照组为小于 4）				
大于等于 4 人	0.888***	0.007	0.836***	<0.001

表4-11(续)

变量名称	模型（1）		模型（2）	
	发生比	P 值	发生比	P 值
家庭成员有无住院（参照组为没有住院）				
住院	1.859***	<0.001	1.936***	<0.001
家庭成员有无慢性病（参照组为没有慢性病）				
慢性病	0.998	0.991	1.281***	<0.001
家庭成员有无残障人员（参照组为没有残障人员）				
残障	1.715***	<0.001	1.852	<0.001
家庭成员有无门诊（参照组为没有门诊）				
门诊	2.911***	<0.001	2.643***	<0.001

注：①数据来源于 CHARLS；② * p<0.1， ** p<0.05， *** p<0.01。

模型（2）以家庭总支出扣除食品费用支出后的40%为灾难性医疗支出的判断标准。可以看出在倾向性因素中，婚姻状态对 CHE 的发生比较显著，相对而言有配偶的家庭是没有配偶家庭的1.3倍；高龄老年人并不比低于75岁的人群更容易发生灾难性医疗支出，也说明老年人的医疗需求没有得到充分满足；在能力因素当中，各医疗保险对因变量的影响程度并不一致，各种医疗保险相对于无保险群体都不显著。对于最贫困的人群，灾难性医疗支出同样也表现出明显的"亲贫"效应，越是富裕的家庭越不容易发生灾难性医疗支出，且结论非常显著。对最富裕的人群而言，其发生灾难性医疗支出的概率仅为最贫困人群的0.17倍。家庭人数越多，越不容易发生灾难性医疗支出，相比较而言，人数大于4人的家庭灾难性医疗支出的发生率仅为人数小于4人的家庭的0.84倍，且结论非常显著。成员有过住院经历的家庭要比成员没有住院经历的家庭更容易发生灾难性医疗支出，约为它的1.9倍。家庭成员患有慢性病的比没有慢性病患者的家庭更容易发生灾难性医疗支出，约为它的1.3倍，且结论很显著。有残障人员的家庭要比没有残障成员的家庭更容易发生灾难性医疗支出，约为它的1.85倍。家庭成员上个月看过门诊的其发生灾难性医疗支出的概率约为其成员没有看过门诊的家庭的2.6倍，可见门诊费用也是灾难性医疗支出的重要原因。总的来说，模型（1）和模型（2）的作用系数相差不大，在一定程度上说明这些影响因素比较稳健。

由于本书采用的是固定效应面板二值选择模型，因此在模型当中纳入的部分变量如地区和居住地等变量因为在三次调查期间并没有发生变化，而这些没有任何变化的因素在模型的分析当中会被自动排除掉。但是我们知道，地区变量以及居住地变量对于本书的分析有着重要的影响，东中西部地区、城乡之间存在着严重的不同，为了进一步考察各变量在这些变量上的差异，本书以家庭总支出的10%作为灾难性医疗支出的界定标准做了分样本回归。其中模型（3）、模型（4）分别表示城市和农村地区的回归模型，模型（5）、模型（6）及模型（7）则分别代表东、中、西部地区的回归模型。具体见表4-12。

从模型（3）、模型（4）可以看出，受访者家庭中如果有75岁以上的高龄老年人，则在农村模型当中要比城市模型当中显著，只不过在10%的水平上显著，也就是说农村有75岁以上的高龄老年人的家庭发生灾难性医疗支出的概率约为没有75岁以上老年人的家庭的1.34倍。婚姻状态对农村家庭的影响要比城市家庭更大，在农村有配偶的家庭要比没有配偶的家庭更易发生灾难性医疗支出，约为其的1.7倍，且在1%的水平上显著，相比较而言，城市的只为1.4倍，且只在5%的水平上显著。在保险类型当中，城市有职工医疗保险的群体发生灾难性医疗支出的概率约为没有保险家庭的1.7倍，且在10%的水平上显著。城市当中的其他保险的群体要比没有任何医疗保险群体更易发生灾难性医疗支出，约为它的2.5倍，且在5%的水平上显著。一般而言在城市里不参加任何医疗保险的群体往往身体素质较好，他们认为参加医疗保险"不划算"，其他的保险类型则在城市和农村样本中都不显著。收入因素对灾难性医疗支出的影响至关重要，但是作用系数在城乡之间并没有很大的差异，总体表现为灾难性医疗支出更倾向于发生在穷人当中。家庭人数在缓解灾难性医疗支出方面具有重要的影响，一般而言人数越多越不容易发生灾难性医疗支出，在城市和农村差异不是很大。有残障人员的家庭更容易发生灾难性医疗支出，但是相对而言，农村的作用系数高于城市，可能相对来说城市里残障人员的工作机会也较多，所以影响程度较农村要小一些。门诊因素在城市的作用系数要高于农村，相对而言城市的门诊费用可能要高于农村，所以相对于那些没有门诊费用支出的城市人群，有门诊费用支出的人群更容易发生灾难性医疗支出。而农村因为门诊费用略低于城市，所以影响可能没有那么大，但是总的来说无论是城市还是在农村，门诊费用支出都对灾难性医疗支出的发生产生重要的影响。

表 4-12　分样本回归的灾难性医疗支出决定因素

CHE10	(3)	(4)	(5)	(6)	(7)
	发生比	发生比	发生比	发生比	发生比
家庭是否有高龄老年人（参照组为无高龄老年人）					
有高龄老年人	1.095	1.336 *	1.053	1.327	1.303
	(0.694)	(0.093)	(0.851)	(0.228)	(0.228)
婚姻状态（参照组为无配偶）					
有配偶	1.434 **	1.671 ***	1.485 **	2.261 ***	1.291 *
	(0.046)	(<0.001)	(0.041)	(<0.001)	(0.072)
保险类型（参照组为无保险）					
城镇职工医疗保险	1.733 *	1.436	2.347 ***	1.928 *	1.114
	(0.057)	(0.295)	(0.05)	0.059	(0.765)
城乡居民医疗保险	1.120	1.130	1.191	1.321	0.935
	(0.621)	(0.508)	(0.556)	0.241	(0.772)
其他保险	2.547 **	1.179	4.403 **	1.785	1.084
	(0.044)	(0.787)	(0.024)	0.344	(0.901)
收入水平（参照组为最贫穷）					
较贫穷	0.503 ***	0.532 ***	0.554 ***	0.543 ***	0.486 ***
	(<0.001)	(<0.001)	(<0.001)	(<0.001)	(<0.001)
中等	0.378 ***	0.374 ***	0.413 ***	0.383 ***	0.340 ***
	(<0.001)	(<0.001)	(<0.001)	(<0.001)	(<0.001)
较富裕	0.232 ***	0.192 ***	0.215 ***	0.221 ***	0.192 ***
	(<0.001)	(<0.001)	(<0.001)	(<0.001)	(<0.001)
富裕	0.087 ***	0.086 ***	0.075 ***	0.088 ***	0.087 ***
	(<0.001)	(<0.001)	(<0.001)	(<0.001)	(<0.001)
受访者家庭人数（参照组为小于4）					
家庭人数大于4人	0.864 *	0.901 *	0.857 *	0.864 ***	0.926
	(0.065)	(0.052)	(0.075)	(0.005)	(0.289)
受访者家庭成员住院情况（参照组为无住院）					
有住院	1.801 ***	1.898 ***	1.711 ***	2.022 ***	1.827 ***
	(<0.001)	(<0.001)	(<0.001)	(<0.001)	(<0.001)

表4-12(续)

CHE10	(3) 发生比	(4) 发生比	(5) 发生比	(6) 发生比	(7) 发生比
受访者家庭成员慢性病情况（参照组为无慢性病）					
有慢性病	1.083 (0.781)	0.969 (0.879)	0.932 (0.824)	0.828 (0.568)	1.151 (0.584)
受访者家庭成员是否残障（参照组为无残障）					
有残障	1.580*** (0.017)	1.799*** (<0.001)	1.394 (0.13)	1.610*** (0.01)	2.081*** (0.001)
受访者家庭成员有无门诊（参照组为无门诊）					
有门诊	3.174*** (<0.001)	2.793*** (<0.001)	3.156*** (<0.001)	3.032*** (<0.001)	2.685*** (0.001)

注：①数据来源于CHARLS；② * p<0.1，** p<0.05，*** p<0.01；③括号里为标准误。

从模型（5）、模型（6）和模型（7）可以看出，受访者家庭中如果有75岁以上的高龄老年人，在东中西部之间没有差异，且都不显著。婚姻状态在中部地区表现得更为强烈，相对而言，在中部地区有配偶家庭发生灾难性医疗支出的概率约为没有配偶的家庭的2.3倍，在其他两个地区虽然也显著，但是系数都没有那么高。城镇职工医疗保险在中部和西部地区作用比较显著，分别为没有城镇职工医疗保险家庭的1.9和2.3倍，在西部地区则不显著；其他保险只在东部地区显著，约为没有医疗保险家庭的4.4倍，在中部和西部地区都不显著。收入因素的作用系数在东中西部之间并没有很大的差异，同样也表明灾难性医疗支出更容易在穷人当中发生；家庭人数在东部和中部有着重要的影响，但是在西部地区作用并不显著。慢性病群体在东中西部之间没有明显的差异，可能的原因是该群体大部分人都患有慢性病所以表现为差异并不显著。此外，家庭里有残障人员在西部地区表现更为严重，而家庭成员上个月看过门诊发生灾难性医疗支出在东部的作用系数要高于中部和西部。

4.2.3 小结

根据以上分析可以得出如下结论：

第一，总体来说，我国中老年人家庭的CHE发生率在近五年并没有下降，相对差距有逐渐上升的趋势。如果以扣除食品支出后家庭总支出的40%为灾难性医疗支出的标准，则其发生率依然高达25.4%，平均差距在2015年达0.069，相对差距为0.272，该数据明显高于吴群红等[①]的研究结果，也远高于国际社会的平均水平，说明我国CHE并没有随着近年来筹资水平的迅速增加而得到基本的缓减。

第二，从影响因素来看，家里有成员住院、门诊及有残障人士更容易发生灾难性医疗支出。家庭的经济状况对灾难性医疗支出的发生具有显著的作用效果，总体而言，越是贫困的家庭越容易发生灾难性医疗支出。

结合以上实证分析结果，本书提出如下政策建议：

针对中老年人家庭CHE特别高的现实，应该采取分类管理的措施，进一步降低CHE发生率。①对于贫困家庭，特别是居住在农村的高龄老年人家庭，因为其受收入水平的限制，可能存在放弃治疗的情况，政府可以发放只供其本人使用的免费医疗券，促进其基本医疗需求得到满足，国外很多国家正是通过这种途径来缩小不同收入人群的健康差距。②对于非贫困家庭，可以考虑将中老年人家庭经常使用的慢性病用药纳入医疗保险报销范围，并逐步提高报销比例，提高其保障程度。③对于已经发生CHE的家庭，要逐步提高医疗救助的力度，保障其正常的生活不受大病的冲击。④对于高收入家庭，应当引导其参加商业医疗保险计划，节约医疗保险资源。

4.3 医疗保障对中老年人家庭致贫性医疗支出的影响

精准扶贫、精准脱贫是扶贫开发的重要纲领和战略思想，而在贫困的致因当中因病致贫是非常重要的因素。2016年国民经济和社会发展统计公报显示，2015年5 575万农村贫困人口当中，因病致贫的比例高达44.1%。由于贫困的脆弱性、疾病风险的不确定性和经常性，加之人口老龄化的进程加速，可以预见疾病导致的贫困问题将持续存在。它不仅影响当前脱贫攻坚成果的巩固，还会影响我国社会经济的可持续发展。

因病致贫的主要原因是，个体在遭遇疾病时，不仅产生大量的医疗费

---

① 吴群红，李叶，徐玲，等. 医疗保险制度对降低我国居民灾难性卫生支出的效果分析[J]. 中国卫生政策研究，2012，5 (9)：62-66.

用，而且还可能暂时或永久性地丧失劳动能力，尤其是当健康风险发生在家庭主要劳动力身上时，贫困往往随之而至。为了看病有的家庭不得不缩减其他生活开支、变卖家产，甚至让学龄子女停止受教育。这些应对措施从短期来看影响家庭正常的生产、生活，从长远来看将导致贫困的代际传递。

4.3.1 数据、指标与模型

1. 数据来源

本书数据来源于中国健康与养老追踪调查数据（CHARLS）。基于本书研究目的，删除家庭每年生活支出、食品支出及医疗费用支出全为 0 的样本，少部分年龄低于 45 岁的样本及家庭医疗保险类型不一致的样本，最终得到了样本量为 7 265 户家庭的平衡面板数据。

2. 测算依据与指标

贫困测度方法主要依据 FOSTER 等构建的 FGT 指数[1]，该指数主要包括三个指标，分别为贫困发生率、贫困差距指数和贫困差距平方指数。

$$P_\alpha = \frac{1}{nz^\alpha} \sum_{i=1}^{q} g_i^\alpha \qquad (4-8)$$

其中，n 是按收入水平 y_i 升序排列的家庭总数，z 为贫困线，$g_i = z - y_i$，q 是贫困家庭数量，α 是不平等意愿参数，数值越大，贫困距的权重越大。$\alpha = 0$ 时，FGT 是贫困的人头指数的比重，即贫困发生率（P_0）；$\alpha = 1$ 时，FGT 是成比例贫困距，即贫困深度（P_1）；$\alpha = 2$ 时，FGT 则成为成比例贫困距的平方（加权贫困距），即贫困强度（P_2），它对贫困人口的收入分配更为敏感。

3. 计量模型

本书研究的是医疗保障对医疗支出致贫的影响，在数据中许多家庭因为没有医疗费用支出因而存在大量的零值，如果直接使用普通最小二乘法进行回归将导致参数估计偏移。现实当中，对于一个家庭来说只有医疗消费才可能有相应的报销。因此，本书适合用两部模型进行分析[2]。

---

① FOSTER J, GREER J, THORBECKE E. A class of decomposable poverty measures [J]. Econometrica, 1984, 52 (3): 761-766.

② DUAN N, MANNING W G, MORRIS C N, et al. A comparison of alternative models for the demand for medical care [J]. Journal of business & economic statistics, 1983, 1 (2): 115-126.

它假定第一部分是否有医疗支出模型与第二部分是否陷入贫困模型相互独立，即选择是否有医疗支出以及是否陷入贫困两个决策是相互独立的，考虑到本书的数据特征，是否有医疗支出模型比较适合使用面板 logit 估计，是否陷入贫困模型则利用医疗消费支出大于零的样本进行面板回归估计，估计的方法为 probit 模型。

第一部分：是否有医疗支出模型。该部分主要对是否有医疗支出进行分析，一般的研究在这里用是否选择就医来进行衡量。笔者发现，其实在现实当中存在大量的患者，他们既没有去门诊也达不到住院的标准，但是却发生了大量的医疗费用支出，比如用于控制慢性病的医药费用支出，用于自我治疗的费用支出，这种情况在中老年人家庭中大量存在，因此，以家庭的实际医疗支出为依据比较恰当。

是否有医疗支出模型：

$$D_{it} = 1(X_{it}\alpha + C_i + \eta_{it} > 0) \tag{4-9}$$

其中，D_{it} 表示第 i 个家庭第 t 年医疗支出是否大于 0，若大于 0 时，则 $D_{it} = 1$，否则 $D_{it} = 0$。X_{it} 为不同时点不同家庭的影响选择行为的解释变量向量，包括婚姻状况、疾病严重程度、保险类型、家庭人数及家庭经济状况等。α 为对应的参数向量。

第二部分：是否陷入贫困模型。该部分主要考察在已经发生医疗费用的家庭当中，家庭是否陷入贫困当中。由于对家庭自费医疗费用进行对数化处理，该部分使用 probit 模型进行估计。

是否陷入贫困模型：

$$\text{Prob}(Y_{it} \mid D_{it} = 1) = x_{it}\beta + c_i + \varepsilon_{it} > 0) \tag{4-10}$$

其中，Y_{it} 表示第 i 个家庭第 t 年是否陷入贫困，$\varepsilon_i \in N(0, \sigma_\varepsilon^2)$，$\text{Cov}(\eta_{it}, \varepsilon_{it}) = 0$，由此可见，式（4-10）用已经发生医疗费用支出的家庭来考察医疗保障对于贫困的影响。

4. 变量选取

根据研究需要，确定相应的因变量和自变量，具体变量如表 4-13 所示。

表 4-13　相关变量及含义解释

	变量		变量含义
因变量	医疗消费	是否有医疗支出	1＝是,0＝否
		家庭医疗费用总支出	家庭医疗费用支出总和
		医疗费用致贫	医疗费用/家庭总支出≥贫困线
自变量	人口因素	家中是否有高龄老人	1＝年龄大于或等于75岁,0＝年龄小于75岁
		婚姻状态	1＝有配偶,0＝无配偶
		家庭人口数	1＝人数大于或等于4人,0＝人数小于4人
	社会经济因素	保险类型	0＝无保险,1＝城镇职工医疗保险,2＝城乡居民医疗保险,3＝其他保险
		区域	0＝东部,1＝中部,2＝西部
		居住地	0＝城市,1＝农村
		家庭经济状况	0＝很贫困,1＝贫困,2＝一般,3＝比较富裕,4＝富裕
	健康因素	有无慢性病	0＝没有,1＝有
		有无残疾	0＝没有,1＝有
		有无门诊	0＝没有,1＝有
		有无住院	0＝没有,1＝有

注：数据来源于CHARLS。

表 4-14 为 2011 年和 2013 年 CHARLS 子样本的描述性统计。在人口因素方面，家中是否有 75 岁及以上高龄老年人的比例也在逐年增加，到 2015 年达到 13％；绝大多数家庭都有配偶与其共同居住，最少的年份也达到 77％。家庭人数在三年内的统计差异比较大，2013 年整体较高，其他两年相差不大。笔者还对表 4-14 中的相关指标进行深挖。在社会经济因素方面，保险类型当中，3.67％的家庭没有任何医疗保险；11.51％的家庭享有城镇职工医疗保险或公费医疗保险；84.19％的家庭享有城乡居民医疗保险，它主要是由新农合和城镇居民医疗保险两种保险类型构成，因为二者在筹资、管理和待遇给付上基本接近，所以进行合并处理；其他保险占比不到 1％。从样本的区域来看，27.30％的家庭居住在东部，居住在中部的为 35.55％，西部家庭占到 37.15％。从居住的地区来看，35％的家庭居住在城市，65％的家庭居住在农村。在健康因素中，平均而言，高达 80％的家庭有慢性病成员和 30.5％的家庭有残障人士。住院率和门诊率随着调查

年份的推移有逐渐升高的趋势，在 2013 年分别达到 20%和 32%。

表 4-14　变量的描述性统计

变量	2011 年 均值（标准差）	2013 年 均值（标准差）
每月家庭医疗费用	253（884）	357（1 333）
高龄老年人	0.07（0.25）	0.10（0.30）
婚姻状态	0.79（0.41）	0.77（0.42）
家庭人口数	2.74（1.75）	4.60（1.42）
保险类型	1.79（0.55）	1.81（0.50）
区域	1.10（0.80）	1.10（0.80）
居住地区	0.65（0.48）	0.65（0.48）
家庭经济状况	2.93（1.40）	2.87（1.40）
家庭人数	2.74（1.75）	4.60（1.42）
有无门诊	0.29（0.45）	0.32（0.47）
有无慢性病	0.80（0.40）	0.80（0.40）
有无残疾	0.24（0.43）	0.37（0.48）
有无门诊	0.29（0.45）	0.32（0.47）
有无住院	0.13（0.34）	0.20（0.40）

注：数据来源于 CHARLS。

4.3.2　实证结果与分析

1. 2011—2013 年各类保险贫困指数

根据式 4-8 计算的各类医疗保险在医疗费用支付前后、医疗保险补偿后的贫困指数见表 4-15。为了简便，没有报告 $P(2)$ 的数值。贫困线的界定分为农村和城市两种。已知现行的农村地区贫困标准是以 2010 年人均收入 2 300 元的不变价格进行折算，对应的 2011 年和 2013 年农村的贫困线分别为 2 532 和 2 736 元[①]。城市没有对应的贫困线标准，根据政府规定，1985 年城市和农村的贫困线分别是 375 和 206 元，2010 年农村的扶贫标准为 2 300 元，为 1985 年的 11.2 倍，依据贫困线倍数变化的异质性，可以

---

① 鲜祖德，王萍萍，吴伟. 中国农村贫困标准与贫困监测 ［J］. 统计研究，2016，33（9）：3-12.

大体测算出 2011 年和 2013 年城市的扶贫线标准分别为 4 631 和 4 996 元。

第一，对贫困率的变化情况进行分析。从表 4-15 和图 4-1 可以看出，在医疗费用支出前，贫困率总体表现为 2013 年较 2011 年有所下降。具体而言，贫困率在无保险人群当中最高，达到 19.43%，2013 年甚至达到 23.37%；贫困率次高的是城乡居民医疗保险群体，在两年中分别达到 16.52% 和 13.48%，2013 年贫困率略微降低。城镇职工医疗保险人群的贫困率最低，2013 年只有 1.42%；其他保险的贫困发生率介于 7.14% 和 9.86% 之间。在医疗费用支出后，2011 年，贫困率有了较大幅度的上升，从数值上来看，增幅最大的是城镇职工医疗保险群体，其贫困率上升近 53.15%，其次是城乡居民医疗保险，上涨大约 35.77%；2013 年，贫困率有着类似的增长。在医疗费用补偿后，在 2011 年，无保险群体几乎没有任何变化，城镇职工医疗保险群体下降约 1 个百分点，城乡居民医疗保险下降了仅半个百分点，其他两类保险前后几乎没有变化；2013 年，医疗保障的效果稍微有所提高，其中城镇职工医疗保险下降约 2 个百分点，城乡居民医疗保险群体下降约 1.3 个百分点。从表 4-15 和图 4-1 可以看出医疗保险在降低贫困率方面的作用并不是很强。

第二，对贫困深度的变化情况进行分析。需要强调的是 CHARLS 数据里有大量的家庭收入值为负值，主要原因是家庭可能做生意、养殖等遇到了收不抵支的情况，所以家庭的收入显示为负值。如果直接将所有家庭收入显示为负值的舍去，将会造成对贫困率和贫困深度双双低估。一方面，收入为负值的家庭收入水平低于 0，更不要说国家规定的贫困线；另一方面，家庭收入为 -10 000 与家庭收入为 -50 虽然都是负值，但是和贫困线的距离有显著的差异，而这个距离上的差异将直接影响贫困深度的测量。为了同时反映这两部分的信息，笔者在数据处理时保持了原始数据，然后依据公式 4-8 对其进行测算。

从表 4-15 和图 4-1 可以看出，总体来看，贫困深度在医疗费用支出前最小，贫困深度在医疗费用支出后最大，而在医疗保险补偿了部分医疗费用后贫困深度又略有下降，但是下降的幅度并不是很大。具体而言，在 2011 年，未支付任何医疗费用时，总体社会的贫困深度平均为 0.449 9，依据公式 4-8，此时 0.449 9 表示要使全社会所有人都摆脱贫困，所需要的金额为全社会所有人都刚好处在贫困线上所需总费用的 0.449 9 倍，数值越小表明贫困的深度越小，为消除贫困所付的代价越小，数值越大，表明贫困深度越大。从表4-15可以看出，在2011年，贫困深度最小的是无保险群体，这部分人往往正处于青壮年时期，收入比较稳定，健康状况良好，所以总的贫困深度较小；贫困深度最大的是其他保险群体，这部分群体虽然总的贫困发生率不高，但是贫困的深度较高。2013年，总体贫困深度较2011年有所下降，其中下降最明显的是城镇职工医疗保险群体，无保险群体的贫困深度略微上升。2011年，医疗费用支出后，也就是假设所有的医疗费用全部都是个人自费，此时的贫困深度较之前有明显的上升，其中涨幅最大的是无保险群体，为医疗费用支付前的1.45倍，其次是城乡居民医疗保险，上涨76.9%，再次是城镇职工医疗保险，上涨49.4%，最后为其他保险上涨幅度为4.7%。

表4-15　2011—2013年各类保险贫困指数

年份	贫困线	医疗费用支付前		医疗费用支付后		医疗费用补偿后	
		$P(0)$	$P(1)$	$P(0)$	$P(1)$	$P(0)$	$P(1)$
2011年	总体	0.154 0	0.449 9	0.208 8	0.767 3	0.203 3	0.696 3
	无保险	0.194 3	0.157 4	0.241 7	0.385 1	0.239 3	0.325 4
	城镇职工医疗保险	0.045 9	0.549 2	0.070 3	0.820 6	0.062 2	0.675 4
	城乡居民医疗保险	0.165 2	0.435 5	0.224 3	0.770 4	0.219 0	0.710 7
	其他保险	0.098 6	1.320	0.126 8	1.382 8	0.126 8	1.382 8
2013年	总体	0.124 4	0.319 3	0.222 7	1.011 7	0.208 9	0.764 4
	无保险	0.233 7	0.295 1	0.323 0	0.706 4	0.319 6	0.685 0
	城镇职工医疗保险	0.014 2	0.077 1	0.060 5	0.637 2	0.039 1	0.199 8
	城乡居民医疗保险	0.134 8	0.381 7	0.240 9	1.161 2	0.227 6	0.922 9
	其他保险	0.071 4	0.950 7	0.142 9	1.253 2	0.142 9	1.014 5

注：数据来源于CHARLS。

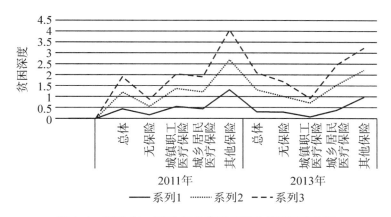

图 4-1　2011 年、2013 年各类医疗保险贫困深度比较

　　2013 年医疗费用支出后，无保险群体的贫困深度上涨 1.393 7 倍，较 2011 年有所下降；但是城镇职工医疗保险群体贫困深度大幅上升，上涨 7.3 倍；城乡居民医疗保险群体贫困深度也较医疗费用支付前增加 2.04 倍；涨幅最小的其他保险群体贫困深度也上涨 31.8%。说明 2013 年较 2011 年医疗费用涨幅更大，对贫困深度的影响也更大。从医疗费用的补偿情况来看，在 2011 年，贫困深度下降最大的是城镇职工医疗保险群体，其次是城乡居民医疗保险群体，无保险群体也有下降，其他保险群体则没有变化。在 2013 年，医疗费用补偿后贫困深度总体上可以减少 0.247 3，其中城镇职工医疗保险群体减少约 0.45，城乡居民医疗保险群体和其他保险群体减少约 0.24，无保险群体则只减少约 0.02。

　　总的来说，医疗保险的作用不是降低贫困率，而是减少贫困深度。从作用的效果来看，医疗保险在 2013 年发挥的作用效果要明显好于 2011 年，可能的原因是医疗保障筹资水平提高，使得医疗保障的效果得到进一步的发挥。如果按照各类保险的作用效果来划分，显然城镇职工医疗保险的保障效果最好，无论是从贫困率还是从贫困深度来看，这部分群体的总体状况最好。由于我国的城镇职工医疗保险主要是面向正式就业的单位人员、国家公务员及事业单位人员，一方面这些人员的工资收入相对于其他群体较为稳定，另一方面医疗保障待遇筹资水平也较高，所以能保证其有较高的医疗保障待遇。因为有较高的医疗保障补偿，一般来说大额医疗费用支出对其生活的冲击不是很大。相对而言，城乡居民医疗保险由于本身筹资水平偏低，加之我国的医疗保障体系又是各自独立运行，致使保障待遇只能维持在较低的水平。其他保险在本书的分析当中所起的作用并不是那么明显，甚至效果还远不如城乡居民医疗保险。对于无保险群体来说，因为医疗保险的强力推行会进一步推高医疗服务的价格，因此，如果其发生疾病，则可能面临比没有推广医疗保险时更高的医疗服务价格，进而进一步加大其医疗支出风险。我国医疗保险的互济功能只是在较小的范围内，这样的一种制度安排可能会进一步加大社会的贫富差距和健康差距。

2. 医疗保障对贫困的影响

表4-16为两部模型的回归结果，从是否有医疗支出模型来看，区域、婚姻状态、居住地、收入分层、受访者家庭人数、是否有高龄老年人、家庭有无慢性病患者及家庭是否有残障人员都对医疗支出有着不同程度的影响。具体而言，从医疗保险的类型来看，相对于无保险人群，城镇职工医疗保险群体并没有表现出医疗支出高于无保险人群的特征，二者在医疗支出上基本持平，城镇职工人群可能是因为较好的保障条件，所以身体健康状况整体较好，而无保险群体则往往是因为自认为身体素质好，所以选择不参加医疗保险。相对于无保险人群，城乡居民医疗保险群体的医疗支出明显更多，医疗保险在某种程度上起着促进医疗服务利用的功效，其他保险类型则并不显著。相对于东部地区，中部地区和西部地区更容易发生医疗支出。东部地区经济较为发达，医疗资源配置较好，老百姓的健康水平较高，因此，一般不容易发生医疗支出。有配偶的家庭比没有配偶的家庭更容易发生医疗支出，这是因为调查对象主要是中老年人家庭，而中老年人相对于其他人群有着更高的疾病风险，从描述性统计可以看出，这一群体属于慢性病和残疾高发群体，相对来说风险更大。相对于城市来说，农村地区的医疗支出是城市的 0.87 倍，农村地区由于医疗可及性较城市差，所以相对来说医疗支出要少一些。按照家庭的收入分层来看，相比于最贫穷的人群，次贫穷人群约为无保险人群是否有医疗支出的 1.16 倍，最贫穷的阶层可能由于家庭收入限制而不能进行有效的治疗，中等收入人群约为其的 1.24 倍，富裕人群则为其的 1.36 倍，最富裕人群可能对健康问题比较重视，身体稍微不适就会选择积极治疗，因此最容易发生医疗支出，只有次富裕的人群与它表现大体一致。从受访者的家庭人数来看，人数大于

4 人的家庭更容易发生医疗支出，约为人数低于 4 人的家庭 1.184 倍。年龄大于 75 岁的人按道理应该更容易发生医疗费用支出，但是事实上远低于年龄小于 75 岁的人群，一种可能的解释是这部分人群身体素质总体偏低，看病总的来说不是很方便。有慢性病患者及残障人士的家庭更容易发生医疗支出，这主要是需求本身的刚性决定的。

从是否发生贫困的模型可以看出，医疗保险在缓减贫困的问题上有着重要的作用，所有的保险类型都显著。具体而言，城镇职工医疗保险减缓贫困的作用最好，约为没有任何医疗保险群体的 0.156 倍，而且在千分之一的水平上显著。城乡居民医疗保险也起到了减缓贫困的作用，约为没有任何医疗保险群体的 0.76 倍，其他保险则为 0.457 倍。换言之，当前的医疗保障在减缓贫困方面发挥着重要的作用，当然这里的参照系是没有任何医疗保险的人群。从作用的效果来看，城镇职工医疗保险的效果最好，城乡居民医疗保险效果最差，其他保险可能因为存在逆向选择等问题，所以作用效果介于二者之间。从区域来看，西部地区最容易发生贫困，约为东部地区的 1.176 倍。有配偶家庭发生贫困的概率小于没有配偶的家庭，约为没有配偶家庭的 0.769 倍。居住在农村地区的家庭更容易发生贫困，约为居住在城市的家庭的 1.281 倍。人数大于 4 人的家庭相对于低于 4 人的家庭而言更不容易发生贫困，因为人数多意味着收入也多，贫困发生率总体上要小一些。有 75 岁以上高龄老年人的家庭更易发生贫困，年龄越大，健康水平总体偏低，更容易发生贫困。有慢性病的人群相对来说也更容易发生贫困，约为没有慢性病成员的家庭的 1.18 倍，有残疾人的家庭发生贫困的概率约为没有残疾人的家庭的 1.374 倍。而有门诊和住院的家庭则分别是没有门诊和没有住院家庭的 1.417 和 1.491 倍。近年来，门诊费用大幅上升，而且发生在门诊的医疗费用基本上不能报销，因此门诊费用也成为中老年人家庭发生贫困的重要推手。

表 4-16　2011—2013 年各类保险贫困指数

	是否有医疗支出模型	是否贫困模型
保险类型（以无保险为参照系）		
城镇职工医疗保险	1.077 (0.107)	0.156 *** (0.269)
城乡居民医疗保险	1.239 ** (0.102)	0.760 * (0.085)
其他保险	0.893	0.457 *
区域（以东部地区为参照系）		
中部地区	1.171 *** (0.053)	0.957 (0.063)
西部地区	1.326 *** (0.061)	1.176 * (0.075)
婚姻状态（以无配偶为参照系）		
有配偶	1.790 *** (0.077)	0.769 *** (0.048)
居住地（以城市为参照系）		
农村	0.873 *** (0.037)	1.281 *** (0.072)
收入分层（以最贫穷为参照系）		
次贫穷	1.167 ** (0.067)	
中等收入	1.242 *** (0.072)	
次富裕	1.022 (0.055)	
富裕	1.362 *** (0.102)	
受访者家庭人数是否大于 4（以人数小于 4 为参照系）		
家庭人数大于 4	1.184 *** (0.048)	0.725 *** (0.041)
受访者家庭是否有高龄老年人（以无为参照系）		
有高龄老年人	0.873 * (0.048)	1.507 *** (0.131)

表4-16(续)

	是否有医疗支出模型	是否贫困模型
受访者家庭是否有慢性病（以无为参照系）		
有慢性病	2.294 ***	1.178 *
	（0.100）	（0.087）
受访者家庭成员是否有残障（以无为参照系）		
有残障	1.394 ***	1.374 ***
	（0.058）	（0.072）
受访者家庭成员是否门诊（以无为参照系）		
有门诊		1.417 ***
		（0.072）
受访者家庭成员是否住院（以无为参照系）		
有住院		1.491 ***
		（0.091）
_cons	0.379 ***	0.326 ***
	（0.040）	（0.047）
N	14 471	9 639

注：①括号内为标准误；②* 表示 p < 0.1，** 表示 p < 0.05，*** 表示 p < 0.01。

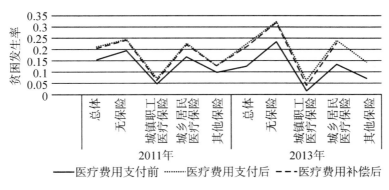

图4-2　2011 年、2013 年各类保险的贫困发生率比较

4.3.3　小结

本书利用 CHARLS 调查数据，运用贫困的 FGT 公式分别测算出贫困发生率及贫困深度，之后利用两部模型实证检验了医疗保险在缓解贫困上的作用大小，得出如下结论：第一，从 FGT 指数来看，医疗保险的主要作用

并不是降低贫困的发生率，从图4-1可以直观地感受到医疗保险对降低贫困率的作用微乎其微，医疗保险在缓解贫困深度方面有着重要的作用。第二，从是否发生医疗支出的模型来看，在城乡居民医疗保险群体当中，医疗保险可以显著地促进医疗资源的利用，其他两类保险效果并不显著。从医疗保险缓解贫困的效果来看，相对于没有保险的群体，医疗保险有着显著的缓解贫困的效果。从作用效果来看，城镇职工医疗保险的效果最好，其次是城乡居民医疗保险和其他保险，不同医疗保险的保障效果存在较大差异。从影响贫困的因素来看，门诊费用、住院费用、慢性病、残疾、居住地及年龄在贫困的成因方面都起着非常显著的作用，因此，未来的国家医保政策应当向这方面比较弱势的家庭倾斜，加强医疗保障的整体功能，具体而言可以采取如下措施：

首先，加大门诊费用及慢性病治疗费用的报销力度。慢性病在中老年人家庭当中非常普遍，当前在城乡居民医疗保险当中并没有完全纳入报销范围，这些医疗费用虽然每次花费不多，但是因为其本身的持续性，从长远看将会对家庭造成严重的负担，因此可以考虑将一些常见的慢性病用药纳入报销范围。此外，近年来门诊费用也有较大涨幅，特别是门诊的化验费、大型设备检查费用往往都不能直接报销，也会对中老年人家庭造成严重的影响。

其次，要逐步缩小不同医疗保险之间的待遇差异。健康权是一项基本人权，因此，让每个人都享受到最起码的医疗服务应当是政府的基本责任，不能因为其本身经济能力差就不能获得相应的医疗服务。我国当前的医疗保障项目之间还存在较大的差异，应当通过逐步提高城乡居民医疗保险的待遇水平来不断缩小不同保险项目之间的待遇差距，最终实现两项制度并轨，形成统一的国民医疗保险。应当借鉴国际社会的广泛经验，实行按支付能力筹资缴费的机制。

再次，应当将制度向弱势群体倾斜。本书的分析表明，家中有残疾人口和年龄大于75岁的人口，以及居住在西部和农村的人口面临较高的贫困问题。因此，应当在医疗服务获得和医疗救助层面向这部分人群倾斜，以保障这部分群体的基本权利，避免家庭因为大额医疗支出而陷入贫困。

最后，应当注意到贫困问题的成因比较复杂，从本书对贫困发生率的测量也可以看出即使在没有任何医疗支出的情况下，中老年人中的低收入家庭比例也较高，因此，应当通过多项政策努力提高居民的收入水平，这样才能在根本上避免因病致贫。

4.4　医疗保障缓解中老年人家庭医疗负担的效果分析

医疗保险①在缓解医疗负担方面虽然已得到国际社会的广泛认可，但是在中国却面临着严峻的现实挑战。尽管我国已建立起包括城镇职工医疗保险、城乡居民医疗保险、大病医疗保险和医疗救助在内的覆盖全民的多层次公共医疗保障制度，但部分居民的因病返贫比例一直在40%以上。社会医疗负担问题凸显。由此也引发了学者们的一系列思考：与未参加医疗保险的家庭相比，医疗保险能降低家庭的医疗负担吗？医疗保险对不同年龄段的家庭保障效果是否存在差异？不同医疗保险计划在缓解医疗负担方面是否存在差异？中国医疗保险为什么在缓解家庭医疗负担方面作用甚微，制约其发挥作用的根源在哪里？科学地分析这些问题将有助于完善当前的医疗保障政策。

4.4.1　数据、变量与模型

1. 数据来源

本书只使用 2015 年的 CHARLS 数据。2015 年受访者遍布 28 个省（自治区、直辖市），共计 13 299 户，21 098 人，在全国有比较好的代表性。本研究主要考察医疗保险对中老年人家庭的医疗负担状况的影响效应，删除年龄小于 45 岁以及每年生活支出、食品支出、医疗费用全为 0 的样本及家庭成员保险类型不一致的样本，最终选定 9 232 户家庭作为本书的分析对象。

2. 变量设定

（1）因变量。

本书选取中老年人家庭自费医疗费用（绝对医疗负担）及自费医疗费用占家庭可支付能力的比值（相对医疗负担）两个变量来反映医疗负担，作为因变量。目前虽然常雪等也采用这两个指标来反映医疗负担②，但是在统计医疗支出时没有把获取医疗服务需要支付的额外费用计算在内。本

---

① 由于 2015 年医疗救助的数据非常少，所以本节用医疗保险代替医疗保障。

② 常雪，苏群，周春芳. 新农合补偿方案对农村中老年居民医疗负担的影响［J］. 农村经济，2019（3）：105-112.

书的医疗支出数据来源于调查问卷的 GE010_6 项，包括了额外费用如交通费、营养费、家人陪护花费等，因此能够更加全面地反映家庭医疗负担。由于家庭医疗费用、家庭可支付能力呈现偏态分布，因此本书在回归时进行了对数化处理。

（2）自变量。

选择医疗保险类型作为关键自变量。其中无保险赋值为 0；考虑到公费医疗人数较少，与城镇职工医疗保险进行合并赋值为 1；2016 年 1 月 12 日国务院印发《关于整合城乡居民基本医疗保险制度的意见》，未来两项制度必然并轨，本书将城镇居民医疗保险与新农合进行合并，统一为城乡居民医疗保险，赋值为 2；将其它保险及商业保险统一合并为其他保险赋值为 3。在进行模型估计时，尽可能控制了其他家庭特征变量，具体包括家庭是否有高龄老年人、居住方式、居住区域、居住地区、家庭经济状况、家庭人数、家庭成员有无门诊行为、家庭成员有无慢性病、家庭成员有无残疾及家庭成员有无住院行为。其中有年龄大于等于 75 岁的家庭成员赋值为 1，否则赋值为 0；居住方式则将独居赋值为 0，与家人共同居住赋值为 1。居住区域则将东部地区赋值为 0，中部地区赋值为 1，西部地区赋值为 2。居住地区将城市赋值为 0，将农村赋值为 1。家庭人数则依据家庭实际人数进行统计。另外结合调查问卷，分别从家庭成员有无残障、家庭成员有无慢性病、家庭成员有无门诊行为及家庭成员有无住院行为对家庭的医疗服务利用需求进行考察，其中否定性回答全部赋值为 0，肯定性回答全部赋值为 1。

3. 变量描述性统计

表 4-17 为 2015 年 CHARLS 的描述性统计。从绝对医疗负担来看，2015 年中老年人家庭的社会平均医疗费用为 4 316 元，相对医疗负担为 0.225。在保险类型当中，依然有 6.0% 的家庭没有任何医疗保险，有城镇职工医疗保险的家庭占比为 10.8%，绝大多数中老年人家庭的医疗保险类型为城乡居民医疗保险，占比为 82.7%，其他保险占比最少，总占比约为 0.5%。从调查样本的区域分布来看，27.1% 的家庭分布在东部地区，35.6% 的家庭分布在中部地区，其余的 37.3% 分布在西部地区。样本家庭中患有慢性病的比例为 73.3%，有残障成员的家庭高达 30.1%。样本家庭的住院率和门诊率分别为 32% 和 21.3%。2013 年第五次全国卫生服务调查

（NHSS）显示老年人的慢性病患病率为 71.8%，住院率为 17.9%[1]，由于本书以家庭为分析单位，所以数据稍微大一些。

表 4-17　变量的界定及描述性统计

变量	变量的赋值	样本量	均值	标准差	最小值	最大值
绝对医疗负担	连续变量	10 850	4 316	17 059	0	1 000 000
相对医疗负担	连续变量	10 850	0.225	0.273	0	1
保险类型	0=没有保险，1=城镇职工，2=城乡居民，3=其他保险	10 848	1.710	0.619	0	3
家庭可支付能力	连续变量	10 850	21 047	55 595	15	2 328 400
区域	0=东部，1=中部，2=西部	10 850	1.102	0.796	0	2
居住地	0=城市，1=农村	10 850	0.621	0.485	0	1
居住方式	0=独居，1=与他人共居	10 850	0.812	0.391	0	1
家庭人数	连续变量	10 824	2.591	1.245	1	12
是否有高龄老人	0=年龄小于 75 岁，1=年龄大于等于 75 岁	10 850	0.124	0.330	0	1
有无住院	0=无，1=有	10 840	0.213	0.409	0	1
有无门诊	0=无，1=有	10 850	0.320	0.466	0	1
有无残障	0=无，1=有	10 850	0.301	0.459	0	1
有无慢性病	0=无，1=有	10 850	0.733	0.442	0	1

数据来源：笔者根据 2015CHARLS 调查数据整理。

4. 计量模型

在建立医疗负担模型时，不可忽略的一个问题就是样本选择偏差。因为现实中是否就医往往受到个人健康状况、医疗服务价格、经济条件和就医便利程度等因素的影响，因此并不是每个家庭都有医疗支出，这也就是所谓的自我选择问题。为了修正这种个体"自我选择"导致的选择偏差问题，Heckman 提出了样本选择模型[2]。它的核心思想是通过构建工具变量逆米尔斯比来修正可能的自我选择带来的偏误。本书把总医疗支出行为分为两个连续的过程：一是在发生医疗需求时是否选择就医治疗，二是决定进行就医治疗后发生的医疗费用支出。因此，本书构建了选择模型和支出

① 国家卫生计生委统计信息中心. 第五次国家卫生服务调查报告（2013 年）［M］. 北京：中国协和医科大学出版社，2015.

② HECKMAN. Shadow prices, market wages, and labor supply［J］. Econometrica，1974（4）：679-694.

模型[①]。选择模型刻画了在有医疗需求时是否选择就医治疗，支出模型在选择模型的基础上回归分析总医疗费用支出。

假设 P_i^* 为不可观测的潜变量。若 $P_i^* > 0$，则 $P_i^* = 1$；若 $P_i^* \leqslant 0$，则 $P_i^* = 0$。

$$P_i^* = \delta_0 + \delta_1 X_i + \varepsilon_i \qquad (4-11)$$

选择模型为 probit 模型，设定为

$$\mathrm{Prob}(P_i = 1 \mid X_i) = \Phi(\delta_0 + \delta_1 X_i) \qquad (4-12)$$

其中，$P_i = 1$ 表示患病后选择就医治疗，X_i 为影响就医的因素，δ_0 为常数项，δ_1 为解释变量系数，ε_i 为随机误差项。计算出每个观测值的逆米尔斯比率为

$$\lambda_i = \frac{\Phi(\hat{\delta}_0 + \hat{\delta}_1 X_i)}{\psi(\hat{\delta}_0 + \hat{\delta}_1 X_i)} \qquad (4-13)$$

其中，$\Phi(\hat{\delta}_0 + \hat{\delta}_1 X_i)$ 和 $\psi(\hat{\delta}_0 + \hat{\delta}_1 X_i)$ 分别是标准正态的密度函数和相应的累计概率分布函数。支出模型的回归方程分析影响医疗支出的因素，并将选择模型里得到的逆米尔斯比作为控制变量纳入模型当中，支出模型设定为

$$y_i = \alpha_1 X_i + \alpha_2 \lambda_i + \mu_i \qquad (4-14)$$

其中，y_i 为医疗支出，λ_i 为根据式 4-13 计算的逆米尔斯比率，如果逆米尔斯的系数显著异于 0，则说明存在样本选择问题，选择 Heckman 模型处理样本选择问题是合适的。

4.4.2 实证结果与分析

本书在实证研究过程中先分析医疗保险对绝对医疗负担的影响，然后对相对医疗负担进行分析。在具体分析过程中，首先比较有无医疗保险家庭之间医疗负担的情况，然后分析不同的医疗保险项目相对无保险家庭的医疗负担情况。

1. 医疗保险对医疗负担的效果

（1）对绝对医疗负担的影响。

本书在模型的设置上，选择模型比支出模型多了一个居住方式变量，设置这个变量的主要目的是构建工具变量逆米尔斯比。表 4-18 为医疗保

---

① 王新军，郑超. 医疗保险对老年人医疗支出与健康的影响 [J]. 财经研究，2014，40（12）：65-75.

险对中老年人家庭医疗花费总支出的 Heckman 模型估计结果。在支出模型当中，就降低费用的幅度而言，相比于没有任何医疗保险的家庭，有保险可以降低家庭约 14% 的医疗费用，如果按照样本的平均医疗费用 4 316 元来计算，平均可以减少总医疗费用 604 元。从显著性水平来看，只是在10% 的水平上显著，说明医疗保险的效果依然有待加强，这一研究结果与其他学者的结论基本相同①②。总体而言，家庭人数对医疗费用支出有显著的负向作用，家庭人数每多一人，医疗费用大概减少 3.3%，家庭成员之间的相互照料可以减少医院费用支出。家庭中有年龄在 75 岁及以上的高龄老年人，在选择模型里系数为负，在支出模型里系数为正，表明有高龄老年人的家庭的医疗支出显著高于没有高龄老年人的家庭，选择模型不显著的原因可能是支付能力受限，所以并没有表现为在选择模型上多于其他群体的中老年人家庭。相比于居住在城市的家庭，居住在农村的中老年人家庭在选择模型上选择就医的比例要多 17.9%，且非常显著，但是在支出模型上并不显著。居住在中、西部地区的家庭比居住在东部地区的家庭在选择模型上选择就医的比例分别多 19.2% 和 19.7%，且都在 1% 的水平上显著，但是在支出模型上并不显著。一种可能的解释是东部地区由于观念和经济状况不同，比较重视疾病的预防，所以选择就医的比例较少，西部地区由于总体医疗条件和观念落后，往往是小病拖成大病，导致去医院接受治疗的机会增加。中、西部地区按照就医比例来看，可以预期支出模型比较显著，但是由于自身经济水平的限制，我们看到在支出模型当中系数为负，并且结果也不显著，中、西部地区中老年人家庭的支付能力要相对差一些，家庭可支付能力的限制导致其医疗支出并不是很多。笔者在调研中发现，当疾病治疗费用超出家庭的支付能力后，患者往往会选择放弃治疗以避免拖累整个家庭，为了防止人财两空，患者在得了重病之后就"主动"选择放弃治疗。家庭可支付能力在选择模型和支出模型当中都非常显著，家庭经济条件越好越倾向于选择就医和增加支出医疗费用。此外，家庭中有慢性病成员和残障人员都显著增加了就医选择和医疗费用支出，门诊和住院行为都可以显著增加家庭医疗负担，分别达到 16.5% 和 86.5%，显然住院行为是增加家庭医疗负担的最重要的变量。

---

① 黄晓宁，李勇. 新农合对农民医疗负担和健康水平影响的实证分析 [J]. 农业技术经济，2016 (4)：51-58.
② 张微宇，乐章. 新农合政策效果评价及其解释：基于 2014 年农户调查数据实证分析 [J]. 西北人口，2015，36 (3)：81-85.

表 4-18　医疗保险对绝对医疗负担的影响

变量	选择模型	支出模型	变量	选择模型	支出模型
有保险	0.273 *** (0.059)	-0.140 * (0.085)	家庭可支付能力	0.266 *** (0.013)	0.653 *** (0.042)
家庭是否有高龄老年人	-0.023 (0.046)	0.257 *** (0.048)	是否有慢性病	0.276 *** (0.033)	0.195 *** (0.058)
农村	0.179 *** (0.031)	-0.038 (0.042)	是否有残疾	0.150 *** (0.035)	0.102 ** (0.040)
中部地区	0.192 *** (0.037)	-0.077 (0.050)	是否有门诊行为	0.385 *** (0.034)	0.165 *** (0.064)
西部地区	0.197 *** (0.037)	-0.052 (0.050)	是否住院	0.464 *** (0.042)	0.865 *** (0.069)
家庭人数	-0.076 *** (0.014)	-0.033 * (0.018)	居住方式	-0.037 (0.044)	
逆米尔斯比率		-0.685 * (0.352)	_cons	-2.440 *** (0.130)	1.478 ** (0.651)

注：①* $p<0.1$，** $p<0.05$，*** $p<0.01$；②括号内为标准差。

（2）对相对医疗负担的影响。

接下来我们考察有无医疗保险对相对医疗负担的影响。为了防止多重共线性问题，本书在相对医疗负担的分析中，去掉家庭可支付能力变量。从表 4-18 的支出模型来看，相比于没有任何医疗保险的家庭，有医疗保险的作用系数非常小，仅为-0.035，且结论并不显著，说明医疗保险对降低相对医疗负担的作用极其有限。家庭中有年龄在 75 岁及以上的高龄老年人，在选择模型里系数为负，在支出模型里系数为正，表明有高龄老年人的家庭医疗支出显著高于没有高龄老年人的家庭，选择模型不显著的原因可能是支付能力受限。相比于居住在城市的中老年人家庭，居住在农村的中老年人家庭在选择模型上要比城市多 5.8%，在支出模型上比城市多 3.3%，且结论非常显著，可能的原因是农村地区的收入水平有限，微小的医疗支出都会对其家庭相对医疗负担产生影响。居住在中、西部地区的家庭比居住在东部地区的家庭在选择模型上分别多 20.2% 和 20.4%，且都在 1% 的水平上显著，但在支出模型上并不显著。家庭中有慢性病成员、残障人员都显著增加就医选择和医疗费用支出，慢性病和住院行为都可以显著增加家庭相对医疗负担，分别达到 4.6% 和 20.9%，如果以本次样本的平均相对医疗负担 0.225 计算，则有住院的家庭相对医疗负担将达到 0.272。与绝对医疗负担（表 4-19）对比会发现，有无保险在绝对医疗负担里显著，但是在相对医疗负担虽然也为负，但是并不显著，说明家庭的经济状况确实会影响医疗负担。居住在农村地区的家庭在绝对医疗负担中不显著，但是在相对医疗负担中却非常显著，同样也说明家庭经济状况会影响医疗负担，因为当前中国的收入差距主要还是体现在城乡之间。另外居住方式在绝对医疗负担模型中并不显著，但是在相对医疗负担模型中则比较显著，说明独居可能面临更高的相对医疗负担。

表 4-19　医疗保险对相对医疗负担的影响

变量	选择模型	支出模型	变量	选择模型	支出模型
有保险	0.324 *** (0.057)	-0.035 (0.025)	是否住院	0.546 *** (0.041)	0.209 *** (0.026)
家庭是否有高龄老年人	-0.149 (0.045)	0.086 *** (0.013)	是否有慢性病	0.232 ** (0.033)	0.046 *** (0.015)
农村	0.058 *** (0.030)	0.033 *** (0.007)	是否有残疾	0.106 5 *** (0.034)	0.035 *** (0.081)
中部	0.202 *** (0.036)	-0.014 (0.013)	是否门诊	0.407 *** (0.033)	0.030 (0.021)
西部	0.204 *** (0.036)	-0.011 (0.013)	居住方式	-0.089 ** (0.043)	
家庭人数	-0.030 *** (0.013)	-0.028 *** (0.003)	逆米尔斯比率		-0.966 (1.421)
_cons	-0.218 *** (0.074)	-1.286 ** (3.082)			

注：①* p<0.1，** p<0.05，*** p<0.01；②括号内为标准差。

2. 不同医疗保险对医疗负担的影响

（1）不同医疗保险对绝对医疗负担的影响。

为了进一步考察不同医疗保险类型对医疗负担的影响，我们以未参加医疗保险的群体为参照组，把其他三类保险全部纳入回归模型，回归结果见表 4-20。从表 4-20 可以看出，相较于无任何医疗保险的家庭，城镇职工医疗保险的家庭绝对医疗负担要小 7.7%，只是结果并不显著。可能的原因是城镇职工医疗保险人群的平均医疗费用比较高，从本书的调查数据可知，该群体医疗费用约为无保险群体的 2 倍。所以，尽管城镇职工医保险保障水平较高，但是因为该群体医疗花费相对较高，所以缓解作用并不明显，结果并不显著。这个分析结果出乎意料，高保障水平降低绝对医疗负担的效果并不明显。因此，对于城镇职工医疗保险群体，因为其有较高的医疗保障待遇，所以应当从供给和需求两个方面加强道德风险的防范，努力控制医疗费用的增长，才能从根本上降低医疗负担。城乡居民医疗保险家庭相较于无保险家庭医疗负担要少17.9%，且在5%的水平上显著，如果以社会平均医疗费用计算，医疗费用大概可以降低777元，总体而言降幅还不是很大。其他保险相对于无保险人群医疗负担的影响效果并不显著。

表4-20　不同医疗保险对绝对医疗负担的影响

变量	选择模型	支出模型	变量	选择模型	支出模型
城镇职工医疗保险	−0.075 （0.075）	−0.077 （0.088）	其他保险	0.204 （0.217）	0.185 （0.230）
城乡居民医疗保险	0.320 *** （0.060）	−0.179 ** （0.089）	控制变量	YES	YES
_cons	−2.513 *** （0.130）	1.804 *** （0.632）	逆米尔斯比率		−0.867 *** （0.337）

注：①* $p<0.1$，** $p<0.05$，*** $p<0.01$；②括号内为标准差；③为了节约篇幅，其他变量用控制变量表示。

（2）不同医疗保险对相对医疗负担的影响。

接下来我们考察不同医疗保险对相对医疗负担的影响，同样，以未参加医疗保险组为参照组，把其他三类保险全部纳入回归模型当中，回归结果见表4-21。从表4-21可以看出，参加三类医疗保险的家庭的回归系数都为负。其中参加城镇职工医疗保险的家庭降幅最大，可以降低7.5%，且在1%的水平上显著；参加城乡居民医疗保险和其他保险的家庭虽然系数在符号上也为负，但是并不显著。说明城镇职工医疗保险对相对医疗负担的影响无论是从降幅还是显著性水平来看，都优于城乡居民医疗保险和其他医疗保险，这一研究结果与周钦等学者的研究结论相似①。

---

① 周钦.医疗保险视角下的中国家庭金融研究［D］.成都：西南财经大学，2013.

表 4-21　不同医疗保险对相对医疗负担的影响

变量	选择模型	支出模型	变量	选择模型	支出模型
城镇职工医疗保险	0. 158 **	−0. 075 ***	其他保险	0. 312	−0. 001
	(0. 073)	(0. 021)		(0. 213)	(0. 048)
城乡居民医疗保险	0. 348 ***	−0. 035	控制变量	YES	YES
	(0. 058)	(0. 025)			
_cons	−0. 187 **	0. 970 *	逆米尔斯比率		−0. 015
	(0. 074)	(0. 501)			(0. 112)

注：①* p<0.1，** p<0.05，*** p<0.01；②括号内为标准差；③为了节约篇幅，其他变量用控制变量表示。

与绝对医疗负担（见表 4-20）对比会发现，参加城镇职工医疗保险的家庭的支出模型在绝对医疗负担里并不显著，但是在相对医疗负担里却非常显著。本书的调查数据显示，参加城镇职工医疗保险家庭的医疗费用在所有人群当中最高，几乎是其他家庭的 2 倍，因为该类家庭总体收入水平较高，加之医疗补偿比例较高，所以在绝对医疗负担上并不明显，但是在相对医疗负担上效果较为明显。与之相对的是参加城乡居民医疗保险家庭，该类家庭的支出模型在绝对医疗负担上效果显著，但是在相对医疗负担上则并不显著，主要的原因是其本身的家庭收入水平较低，虽然医疗保险可以补偿一部分医疗费用，但是因为其本身的收入水平较低，加之医疗保障水平不高，所以降低相对医疗负担的效果并不显著。其他保险在绝对医疗负担里系数为正，但是在相对医疗负担里系数为负，且二者都不显著。

3. 稳健性检验

本书以 Heckman 的样本选择模型为分析的模型，为了进一步检验实证结果的稳健性，我们进一步放松原来的假设，按照两部模型进行分析。本书的逻辑在于，如果用两部模型进行分析，关键变量有保险的回归系数依然没有发生改变或者系数差异非常微小，则可以推定本书的分析结果具有一定的稳健性。同样按照本书的分析思路，首先考察医疗保险对绝对医疗负担的影响，然后考察其对相对医疗负担的影响。表 4-22 为医疗保险对绝对医疗负担的两部模型分析结果，从表 4-22 可以看出，样本选择模型和两部模型的关键差别在第二部分，样本选择模型的选择模型与两部模型当中的第一部分回归结果几乎类似。从第一部分来看，有保险的系数为

0.270，表 4-18 的选择模型对应的系数为 0.273，且二者都非常显著；从第二部分来看，两者的回归系数都为负，从系数来看，二者相差也不是很大，只是在显著性水平上，表 4-18 在 10% 的水平上显著，而在两部模型当中不显著，其他系数都非常接近。

表 4-22 医疗保险对绝对医疗负担的影响

变量	第一部分	第二部分	变量	第一部分	第二部分
有保险	0.270 *** (0.059)	−0.049 (0.068)	家庭可支付能力	0.264 *** (0.012)	0.729 *** (0.014)
家庭是否有高龄老年人	−0.019 (0.046)	0.250 *** (0.046)	是否有慢性病	0.275 *** (0.033)	0.281 *** (0.035)
农村	0.179 *** (0.031)	0.013 (0.031)	是否有残疾	0.148 *** (0.035)	0.143 ** (0.033)
中部地区	0.193 *** (0.037)	−0.016 (0.038)	是否门诊	0.384 *** (0.034)	0.272 *** (0.031)
西部地区	0.198 *** (0.037)	0.009 (0.037)	是否住院	0.463 *** (0.042)	0.979 *** (0.035)
家庭人数	−0.081 *** (0.012)	−0.057 * (0.012)	_cons	−2.440 *** (0.130)	0.252 ** (0.146)

注：①* p<0.1，** p<0.05，*** p<0.01；②括号内为标准差。

从相对医疗负担来看，从选择模型来看，表 4-19 有保险的系数为 0.324，表 4-23 的系数为 0.333，且都非常显著。从支出模型来看，表 4-19 有保险的系数为−0.035，结果不显著，表 4-23 的系数为−0.036，且在 5% 的水平上显著，总体而言，二者系数几乎没有差别，只是在显著性水平上稍有差异，其他系数基本类似，此处不再赘述。本书同样对不同医疗保险类型的医疗负担进行分析，结论与上文基本保持一致，为了节约篇幅本书没有汇报。总之，无论从绝对医疗负担还是从相对医疗负担两个角度都可以得出本书的分析结果具有一定的稳健性。

表 4-23 医疗保险对相对医疗负担的影响

变量	选择模型	支出模型	变量	选择模型	支出模型
有保险	0.333 *** (0.057)	−0.036 ** (0.014)	是否住院	0.548 *** (0.041)	0.208 *** (0.007)
家庭是否有高龄老年人	−0.160 (0.044)	0.086 *** (0.010)	是否有慢性病	0.235 ** (0.032)	0.046 *** (0.007)

表4-23（续）

变量	选择模型	支出模型	变量	选择模型	支出模型
农村	0.055***	0.032***	是否有残疾	0.068***	0.035***
	（0.030）	（0.006）		（0.033）	（0.006）
中部地区	0.201***	−0.014	是否门诊	0.409***	0.030
	（0.036）	（0.008）		（0.033）	（0.006）
西部地区	0.203***	−0.011	_cons	−0.90***	0.282***
	（0.036）	（0.008）		（0.072）	（0.017）
家庭人数	−0.016***	−0.028***			
	（0.012）	（0.003）			

注：①* p<0.1，** p<0.05，*** p<0.01；②括号内为标准差。

4.4.3 小结

本书利用 2015 年的 CHARLS 数据，实证分析了医疗保险对中老年人家庭医疗负担的影响，通过使用样本选择模型，在克服样本选择偏误的基础上，得出如下研究结论：第一，我国医疗保险对家庭绝对医疗负担有缓解作用，但是对相对医疗负担几乎没有缓解作用。相对于无任何保险的人群，医疗保险可以降低约 14% 的绝对医疗支出费用，按照平均社会医疗费用计算，可以减少 604 元，但只在 10% 的水平上显著；相对于无任何保险的人群，医疗保险对降低相对医疗负担几乎没有影响。第二，从医疗保险类型来看，各医疗保险在降低医疗负担方面的效果并不一致。从绝对医疗负担来看，城镇职工医疗保险降幅较小，城乡居民医疗保险可以降低约 18% 的绝对医疗负担，其他保险无显著作用。从相对医疗负担来看，城镇职工医疗保险可以降低约 7.5% 的相对医疗负担，但是城乡居民医疗保险和其他保险作用效果极其微小。

基于以上结论，我们给出如下政策建议：

第一，对于绝对医疗负担而言，因为各保险类型在缓解绝对医疗负担方面的作用并不一致，可以分别采取分类管理的措施来进一步提高医疗保障效果。对于城镇职工医疗保险群体，应该从供给和需求双方进行管控，实现总体医疗费用的回落，进而实现降低医疗负担的目的。对于城乡居民医疗保险群体，虽然医疗保险可以降低其医疗负担，但是总体效果仅为18%，在收入水平限制下，应该进一步提高其保障水平。对于特别贫困的人群，政府可以发放仅供其本人使用的免费医疗券，促进其基本医疗需求得到满足；对于其他保险来说（主要是商业医疗保险），参保的人数相对较少，依然有较大的发展空间，商业医疗保险可以吸引一部分高收入群体加入，为其提供个性化的医疗保障服务，同时也避免富人挤占有限的医疗保障资源。

第二，对于相对医疗负担而言，应该尽力缩小城镇职工医疗保险和城乡居民医疗保险之间的待遇差距。城镇职工医疗保险由于其保障效果较好，基本上实现了制度内的互济，对降低相对医疗负担效果明显。城乡居民医疗保险对于降低相对医疗负担的效果并不显著，家庭的支付能力较弱可能是一个重要的原因。因此要逐步提高医疗保障水平，确保家庭正常生活不受影响。在目前的情况下，鉴于城乡居民医疗保险群体总体收入水平相对较低，支付能力有限，可以考虑通过财政补贴来缩小其与城镇职工医疗保险的待遇差距，在此基础上最终实现两大制度的统一合并。

5 医疗保障抵御中老年人家庭疾病经济风险的影响因素

正如本书 3.5 节所言，医疗保障效果的影响因素，最直接的考核维度是保障的覆盖面程度、医疗费用、保障水平和管理水平（主要是各项保障制度之间的衔接问题）。这些维度当中只有覆盖面和不同保障项目之间的衔接可以直接进行考核，而其他如保障水平和医疗费用则需进一步分解为更低层次的指标，然后再进行分析。结合图 3-3，笔者尝试从以下六个方面进行展开论述。

5.1 覆盖面对医疗保障效果的影响

城乡居民医疗保险采用自愿缴费的原则，政府通过大额补助来吸引参保人员缴纳保费。现实当中，短视和对自身健康的忽视使得部分中老年人家庭根本不愿参加医疗保险，他们认为参保并不划算，特别是近年来随着参保费用的逐年升高，对中老年人家庭而言是一笔不小的开支。对于企业来说，虽然国家法律规定必须缴纳医疗保险费，但是在现实当中依然存在大量的不缴纳医疗保险费的情况。除非在正式单位上班，一般中老年群体更多的是关注是否有合适的工作，并不奢求单位为其缴纳医疗保险，特别是医疗保险需要扣除个人工资的一定比例，企业为了利益常与员工"合谋"，从而达成不缴纳医疗保险费的共识。

从表 3-7 数据可知，无任何保障的人群，在 2011 年占到 6.67%，2013 年为 4.6%，2015 年为 5.9%。虽然从数量上来说并不是很大，但是这部分家庭一旦其家庭成员生病，几乎没有任何医疗保障，医疗费用全部都要自费支出，有的家庭为了避免陷入更深的贫困，直接选择不进行治疗。从表 3-2 可知，因经济困难未门诊率，在 2011 年为 18%，2013 年为 13%，2015 年为 16%，而从表 3-3 可以很容易计算出在住院方面，因经济困难未住院率在 2011 年高达 61%，在 2013 年和 2015 年分别达到 57% 和 52%。另外因经济困难提前出院率在 2011 年达到 62%，2013 年和 2015 年分别达到 49% 和 45%。此外，从自我治疗比例较高的现实也可以看出该群体可能面临经济困难。

5.2 筹资水平对医疗保障效果的影响

按照丁一磊的观点，筹资水平是影响大病保障效果的根本因素[①]。卫生筹资是卫生系统最核心的模块，广义上的卫生筹资涉及卫生资金的筹集、分配和使用。它对卫生系统其他模块如服务提供、资源生产、管理等功能的实现起着基础性作用，并直接与老百姓的医疗负担相关。关于筹资，有两个基本的问题直接决定医疗保障的整体效果，一是筹资的总规模，二是筹资的公平程度。筹资总规模将在第 6 章国际比较中阐述，本节将着重从筹资公平性角度进行分析。筹资公平是指卫生服务筹资过程中，不同人群间的经济负担应当公平。它包括横向公平和纵向公平两种，其中前者指具有相同支付能力的人应对卫生服务提供同等的支付；后者则指卫生筹资应当与其支付能力成正比，支付能力强的人应当多支付，支付能力弱的人则少支付。一个公平的卫生系统应该是能够对所有的人都起到经济上的保护作用，并且不同人群间的经济负担应该合理，筹资的公平性最有利于化解疾病经济风险。它要求按照家庭的实际经济状况来筹资，而非用一刀切的做法进行筹资。因此，如何建立一个具有良好风险共担和风险分担机制的筹资体系，尽量降低疾病给中老年人家庭带来的负担和保证穷人的利益，是所有国家面临的一个共同难题。考察当前的卫生筹资公平性对于保障弱势群体的健康权显得尤为重要。近几年我国个人卫生筹资比例有所降低，但是依然高达 28.8%。由于现行的卫生筹资机制对个人付费过多依赖，或者个人必须垫付医疗费用才能得到基本的医疗服务，部分高收入

---

① 丁一磊. 农村居民重大疾病保障实施效果影响因素实证研究 [D]. 南京：南京大学，2017.

群体和享有医疗保障的人群小病大看，过度利用卫生资源，而没有任何医疗保障的低收入阶层受经济条件制约却不能有效利用卫生资源，甚至以牺牲健康为代价放弃治疗。

5.2.1 筹资公平性的测度

关于筹资公平性的研究，主要有世界卫生组织和欧盟两种评价体系，但是对于具体采取哪一种方法没有确切的标准，实际上在文献当中，两种评价方法都被广泛使用[①]。

1. 世界卫生组织的测量方法

世界卫生组织一般是以家庭为基本单位，按照垂直公平的原则，强调医疗支出对每个家庭的影响程度应该是相同的。它通过构建家庭的卫生筹资贡献率（health finance contribution，HFC）指标来反映不同家庭对于卫生筹资的实际负担。

$$HFC_h = \frac{家庭医疗总支出}{家庭收入} \qquad (5-1)$$

这里的家庭医疗总支出就是家庭实际消耗的卫生资源，包括家庭实际支出的医疗费及家庭保险投入。具体包括门诊自付费用、住院自付费用、自购药费用、预防保健支出、自我治疗费用；家庭保险投入包括政府补贴、家庭自付医疗保险费、社会支付的医疗保险费。家庭收入从调查中可以获得。其评价的核心思想是每一个家庭应该负担同等份额的医疗费用。即当每户家庭的 HFC 都一样时，表明人群的家庭筹资完全公平；而当家庭的 HFC 有差异时，则表明家庭的筹资不公平。

家庭卫生服务筹资公平性（fairness of financing contribution，FFC）主要是看 HFC 在每个家庭中的分布情况。

$$FFC = 1 - \sqrt[3]{\sum_{i=1}^{n} \frac{\left| HFC_h - HFC_0 \right|^3}{n}} \qquad (5-2)$$

其中，HFC_h 是单个家庭的卫生筹资贡献率，HFC_0 是全社会所有家庭的平均贡献率，一般通过 $HFC_0 =$（所有家庭医疗总支出／所有家庭收入）计算得到。FFC 的取值应该介于 0~1 之间，取值越接近 1，筹资公平程度越高，

---

① 杨艳，李晓梅.卫生筹资公平性评价方法浅析［J］.卫生软科学，2014，28（9）：574-576.

反之越接近 0，则公平性越差。一般依据家庭的收入水平将家庭划分为 5 组：最贫困组、次贫困组、中间组、次富裕组和最富裕组。然后比较不同经济水平下医疗费用的差异，进而来判定不同收入组人群的卫生筹资公平性状况。

2. 欧盟的测量方法

欧盟的测算方法侧重从筹资渠道入手，依据各家庭的实际支付能力，利用 Kakwani 指数和集中指数及洛伦茨曲线来判断筹资系统的累进性水平，进而判断其公平性。Kakwani 指数反映的是筹资渠道偏离均衡点的程度，与其相对应的一个概念是集中指数，它被定义为集中曲线与公平线（对角线）之间面积的两倍，集中指数取值范围为−1~1，因此 Kakwani 指数取值范围应当在−2~1 之间。

Kakwani 指数是最普遍的测定垂直公平的方法。其公式为

$$K = C_{pay} - G_{pre} \tag{5-3}$$

其中，K 为 Kakwani 指数，C_{pay} 为卫生筹资的集中指数，G_{pre} 为卫生筹资前的基尼系数。总的 Kakwani 指数是每种筹资渠道 Kakwani 指数的加权平均值，权重是每种筹资方式在总筹资额当中的比重。若 Kakwani 为正值，则表示医疗费用负担对高收入者不利，但是筹资机制是累进的；若 Kakwani 为负值，则表示医疗费用负担对低收入者不利，低收入者的医疗费用负担相对大于高收入者。

随着收入的增加，卫生支出占可支付能力的比重随之增加，则认为该筹资系统具有累进性，这时富裕家庭医疗支出的比例大于贫困家庭；反之，则认为卫生筹资是累退的，此时贫困家庭的医疗支出大于富裕家庭。如果随着收入的增加，卫生支出占可支付能力的比重基本保持不变，则称为等比例筹资。卫生筹资累进性分析以家庭为基本单位，测量中所需主要变量包括：政府卫生支出、社会医疗保险支出、家庭直接现金卫生支出以及家庭收入水平。

我国医疗保险的筹资形式主要包括政府财政支出、社会保险费支出、商业保险及个人现金支出四大类。根据我国财政政策的特点，可以将卫生总费用分为政府预算、社会卫生支出、居民个人现金卫生支出三个部分，其中前两种属于预付制，现金支出则属于现付制。这个与国际上的统计口径并不一致，需要注意的是在数据分类过程中，只有统计口径一致才能保

证对比的有效性①。政府的公共卫生支出部分包含的项目有医疗保险类、公共卫生服务类、卫生行政和公费医疗类及中医专项。医疗保险费则通过单位和个人缴纳获得。个人现金卫生支出包括实际医疗支出与自己缴纳的保险费，因为公费医疗人群相对来说比较少，在本书的分析中一并纳入城镇职工医疗保险群体当中。由于其他公共卫生支出具有很强的公共物品属性，各方医疗保险主体都可以享有，所以本书在税收部分主要以医疗保险费的补贴为政府预算的主要内容，具体包括对新农合和城镇居民医疗保险的补贴，社会卫生支出主要是单位缴纳的医疗保险费，一般按照个人月平均工资的 6% 缴纳；个人卫生支出主要包括个人参加医疗保险缴纳的参保费（其中城镇职工按月平均工资的 2% 缴纳，城镇居民和新农合则分别按照各自年份应当缴纳的费用缴纳）以及个人看病的自费医疗支出部分。这样就可以近似核算每个家庭的总医疗费用。

5.2.2　实证结果

1. 调查对象的特征

本书分析使用的数据是 2011 年和 2013 年两年的面板数据（2015 年的收入数据 CHARLS 网站没有统一公布，手动计算又会出现较大的波动，考虑到 2013 年到 2015 年筹资没有发生根本性的改变，本书只对 2011 年和 2013 年两年的数据进行分析），删除家庭收入小于 0 及个别极端值数据，最后得到 6 686 个家庭的面板数据。由表 5-1 可以看出，从区域来看，家庭分布比较均匀；从居住地来看，农村的家庭略多一些；从保险类型来看，占比比较接近现实。以上数据总体上与第五次全国卫生调查的数据相符。

表 5-1　调查对象的家庭社会特征

变量	变量定义	家庭数	构成比/%
区域	东部	1 815	27.2
	中部	2 410	36.1
	西部	2 460	36.7

---

① 杨艳，李晓梅.卫生筹资公平性评价方法浅析 [J]. 卫生软科学，2014，28（9）：574-576.

表5-1(续)

变量	变量定义	家庭数	构成比/%
居住地	农村	2 394	64.2
	城市	4 291	35.8
保险类型	城镇职工	693	10.40
	城乡居民	5 520	82.85
	其他保险	66	0.99
	无保险	384	5.76

注：数据来源于 CHARLS。

从表 5-2 的描述性统计分析可以看出，从 2011 年到 2015 年，家庭的医疗费用增长了 68.5%，而同期医疗筹资水平只增长 25%，可以说医疗费用的增长远高于筹资额的增长。

表 5-2　2011 年和 2013 年调查对象的收入和医疗支出信息

变量	2011 年		2013 年	
	平均值	标准差	平均值	标准差
每月家庭收入	3 243	5 420	3 358	4 817
每月家庭自费医疗支出	213	213	359	1 363
每月家庭保险费	21	21	23	98
每月政府补贴	23	23	32	16

注：笔者根据 CHARLS 数据整理。

2. 世界卫生组织的筹资公平性测量

依据世界卫生组织推荐的标准，本书分别测算了家庭的 HFC 和 FFC。从表 5-3 可以看出，城镇职工医疗保险的 HFC 最小，尽管城镇职工的医疗支出费用在所有的保险类型当中最高，但城镇职工医疗保险群体收入水平相对较高，因此医疗支出虽然高，但是在家庭支出当中的比例并没有其他三类保险群体的高。城乡居民医疗保险群体和无保险群体的 HFC 相对来说也比较高，其中 2013 年相比 2011 年有大幅上涨的趋势，虽然医疗保险覆盖面和筹资水平在 2013 年都有所增长，但是与其相伴的医疗费用也随之增长，导致医疗费用在这些群体家庭支出中的比例有所上升。其他保险群体的平均 HFC 要低一些，显示医疗保险确实存在逆向选择问题。如果从 FFC

来考察，按照 FFC 所代表的含义，可以推断出 2011 年在城镇职工医疗保险群体当中存在较大的不公平，可能的原因是一部分人群没有使用医疗资源，而另外一部分人群占用的医疗资源过多。其他三类保险群体的不公平程度要相对小一些，但需要强调的是这是一种低保障水平的公平。2013 年各类医疗保险的公平程度都有不同程度的提高，相对而言城镇职工医保群体的公平程度提升得更快一些，但是依然较其他三类医疗保险群体的公平性要弱一些。

表 5-3　调查对象的 HFC 和 FFC

医疗保险类型	HFC				FFC	
	2011 年		2013 年		2011 年	2013 年
	均值	标准差	均值	标准差	均值	均值
城镇职工医疗保险	0.129	0.430	0.124	0.326	0.510	0.719
城乡居民医疗保险	0.416	2.248	0.696	4.634	0.793	0.808
其他保险	0.181	0.350	0.462	2.004	0.730	0.734
无保险	0.319	1.520	0.658	2.915	0.722	0.781

注：笔者根据 CHARLS 数据整理。

3. 欧盟的筹资公平性测量

接下来，本书用集中指数、基尼系数和 Kakwani 指数来考察不同收入水平的家庭自费医疗支出、医疗保险费和税收补贴的公平性。筹资前收入用家庭实际收入表示，筹资后收入（家庭实际收入+税收补贴-家庭医保缴费-家庭自费医疗支出）通过括号里的公式获得。分析过程中把所有的家庭按照收入进行五等分。直观来看，医疗费用支出使得基尼系数进一步扩大，也就是说现有的医疗筹资体系没有起到缩小贫富差距的作用，反而使得贫富差距进一步扩大。因为调查问卷当中涉及的医疗费用信息主要集中在月份，只有住院信息以年份为计量单位，所以本书把所有的医疗信息和家庭收入信息全部折算为月度单位，进而进行分析。依据表 5-4 和简易计算基尼系数的方法，2011 年筹资前的基尼系数为 0.570（官方数据为 0.477），筹资后变为 0.588。为了进一步测算不同支出项目之间的差异程度，本书接下来通过计算集中指数来获得 Kakwani 指数，从 Kakwani 的数值就可以直观看出在该项目筹资是否公平。

表 5-4　2011 年筹资状况

收入分组	筹资前收入加总/元	收入占比/%	筹资后收入加总/元	收入占比/%
贫穷	340 748	1.6	75 888	<0.1
较贫穷	1 258 199	5.8	964 697	4.8
中等	2 668 180	12.3	2 360 457	11.7
较富裕	4 810 440	22.2	4 485 207	22.3
富裕	12 606 499	58.1	12 228 850	60.8
合计	21 684 066	100	20 115 099	100

注：笔者根据 CHARLS 数据整理。

本书的分析顺序是先对自付医疗费用进行分析，然后对医疗保险和税收补贴进行分析，最后对总的医疗支出进行分析。具体过程如下：

根据表 5-5，2011 年自付医疗费用各分组的集中指数：

$A = 22.3 + 42.4 + 62.3 + 82.0 + 100 = 309$

$R = 1/5 \times 100 + 2/5 \times 100 + 3/5 \times 100 + 4/5 \times 100 + 5/5 \times 100 = 300$

$M = 100 + 100 + 100 + 100 + 100 = 500$

$$I_{自费} = \frac{A - R}{M - R} = 0.045$$

$$K_{自费} = I_{自费} - \text{Gini} = 0.045 - 0.570 = -0.525$$

表 5-5　2011 年各组自费医疗支出大小排序比例及累计百分比

收入分组	筹资前自费医疗支出加总/元	占比/%	累计百分比/%
富裕	317 569	22.3	22.3
较富裕	287 786	20.1	42.4
中等	283 163	19.9	62.3
较贫穷	280 930	19.7	82.0
贫穷	256 863	18.0	100

注：笔者根据 CHARLS 数据整理。

根据表 5-6，2011 年医疗保险费用各分组的集中指数：

$A = 42.1 + 68.4 + 85.6 + 94.4 + 100 = 390.5$

$R = 1/5 \times 100 + 2/5 \times 100 + 3/5 \times 100 + 4/5 \times 100 + 5/5 \times 100 = 300$

$M = 100 + 100 + 100 + 100 + 100 = 500$

$$I_{\text{医疗保险}} = \frac{A - R}{M - R} = 0.452\,5$$

$$K_{\text{保险}} = I_{\text{自费}} - \text{Gini} = 0.452\,5 - 0.570 = -0.117$$

表5-6   2011年各组医疗保险费用大小及累计百分比

收入分组	医疗保险加总/元	占比/%	累计百分比/%
富裕	60 080	42.1	42.1
较富裕	37 448	26.3	68.4
中等	24 560	17.2	85.6
较贫穷	12 574	8.8	94.4
贫穷	7 996	5.6	100

注：笔者根据 CHARLS 数据整理。

根据表5-7，2011年税收补贴各分组的集中指数：

$A = 18.1 + 36.9 + 57.1 + 78.9 + 100 = 291$

$R = 1/5 \times 100 + 2/5 \times 100 + 3/5 \times 100 + 4/5 \times 100 + 5/5 \times 100 = 300$

$M = 100 + 100 + 100 + 100 + 100 = 500$

$$I_{\text{税收}} = \frac{A - R}{M - R} = -0.045$$

$$K_{\text{税收}} = I_{\text{税收}} - \text{Gini} = -0.045 - 0.570 = -0.615$$

表5-7   2011年税收补贴数据大小排序及累计百分比

收入分组	税收补贴加总/元	占比/%	累计百分比/%
富裕	27 917	18.1	18.1
较富裕	28 900	18.8	36.9
中等	31 100	20.2	57.1
较贫穷	33 533	21.8	78.9
贫穷	32 467	21.1	100

注：笔者根据 CHARLS 数据整理。

根据表5-8，2011年家庭全部医疗支出各分组的集中指数：

$A = 23.5 + 44.1 + 63.8 + 82.8 + 100 = 314$

$R = 1/5 \times 100 + 2/5 \times 100 + 3/5 \times 100 + 4/5 \times 100 + 5/5 \times 100 = 300$

$M = 100 + 100 + 100 + 100 + 100 = 500$

$$I_{全部} = \frac{A - R}{M - R} = 0.07$$

$$K_{全部} = I_{全部} - \mathrm{Gini} = 0.07 - 0.57 = -0.50$$

表 5-8　2011 年各组医疗保险费用大小及累计百分比

收入分组	医疗保险加总/元	占比/%	累计百分比/%
富裕	405 565	23.5	23.5
较富裕	354 134	20.6	44.1
中等	338 823	19.7	63.8
较贫穷	327 038	19.0	82.8
贫穷	297 326	17.2	100

注：笔者根据 CHARLS 数据整理。

接下来对 2013 年的筹资情况进行分析，依据同样的方法和思路进行分析。本书先测算 2013 年筹资前的基尼系数为 0.562（官方数据为 0.473），筹资后变为 0.616，相比 2011 年有所增大，反映卫生筹资总体上更加不公平。具体见表 5-9。

表 5-9　2013 年筹资状况

收入分组	筹资前收入加总/元	收入占比/%	筹资后收入加总/元	收入占比/%
贫穷	340 748	1.6	75 888	<0.1
较贫穷	1 258 199	5.8	964 697	4.8
中等	2 668 180	12.3	2 360 457	11.7
较富裕	4 810 440	22.2	4 485 207	22.3
富裕	12 606 499	58.1	12 228 850	60.8
合计	21 684 066	100	20 115 099	100

注：笔者根据 CHARLS 数据整理。

根据表 5-10，2013 年自付医疗费用各分组的集中指数：

$A = 22.8 + 43.8 + 65.3 + 84.0 + 100 = 315.9$

$R = 1/5 \times 100 + 2/5 \times 100 + 3/5 \times 100 + 4/5 \times 100 + 5/5 \times 100 = 300$

$M = 100 + 100 + 100 + 100 + 100 = 500$

$$I_{自费} = \frac{A - R}{M - R} = 0.08$$

$$K_{自费} = I_{自费} - \text{Gini} = 0.080 - 0.421 = -0.341$$

表 5-10　2013 年各组自费医疗支出大小排序比例及累计百分比

收入分组	筹资前自费医疗支出加总/元	占比/%	累计百分比/%
富裕	547 593	22.8	22.8
较富裕	503 362	21.0	43.8
中等	515 169	21.5	65.3
较贫穷	448 288	18.7	84.0
贫穷	384 184	16.0	100

注：笔者根据 CHARLS 数据整理。

根据表 5-11，2013 年医疗保险费用各分组的集中指数：

$A = 44.1 + 65.9 + 80.9 + 92.0 + 100 = 382.9$

$R = 1/5 \times 100 + 2/5 \times 100 + 3/5 \times 100 + 4/5 \times 100 + 5/5 \times 100 = 300$

$M = 100 + 100 + 100 + 100 + 100 = 500$

$$I_{医疗保险} = \frac{A - R}{M - R} = 0.415$$

$$K_{保险} = I_{自费} - \text{Gini} = 0.415 - 0.421 = -0.006$$

表 5-11　2013 年各组医疗保险费用大小及累计百分比

收入分组	医疗保险加总/元	占比/%	累计百分比/%
富裕	68 827	44.1	44.1
较富裕	33 024	21.8	65.9
中等	23 438	15.0	80.9
较贫穷	17 286	11.1	92.0
贫穷	12 344	8	100

注：笔者根据 CHARLS 数据整理。

根据表 5-12，2013 年税收补贴各分组的集中指数：

$A = 17.2 + 35.9 + 57.3 + 79.3 + 100 = 289.7$

$R = 1/5 \times 100 + 2/5 \times 100 + 3/5 \times 100 + 4/5 \times 100 + 5/5 \times 100 = 300$

$M = 100 + 100 + 100 + 100 + 100 = 500$

$$I_{税收} = \frac{A - R}{M - R} = -0.052$$

$$K_{税收} = I_{税收} - \mathrm{Gini} = -0.052 - 0.421 = -0.473$$

表 5-12　2013 年税收补贴数据大小排序及累计百分比

收入分组	税收补贴加总/元	占比/%	累计百分比/%
富裕	37 497	17.2	17.2
较富裕	40 763	18.7	35.9
中等	46 620	21.4	57.3
较贫穷	48 067	22.0	79.3
贫穷	45 313	20.7	100

注：笔者根据 CHARLS 数据整理。

根据表 5-13，2013 年家庭全部医疗支出各分组的集中指数：

$A = 23.6 + 44.5 + 65.6 + 84.0 + 100 = 317.7$

$R = 1/5 \times 100 + 2/5 \times 100 + 3/5 \times 100 + 4/5 \times 100 + 5/5 \times 100 = 300$

$M = 100 + 100 + 100 + 100 + 100 = 500$

$$I_{全部} = \frac{A - R}{M - R} = 0.09$$

$$K_{全部} = I_{全部} - \mathrm{Gini} = 0.09 - 0.421 = -0.331$$

表 5-13　2013 年家庭全部医疗支出大小及累计百分比

收入分组	全部医疗支出加总/元	占比/%	累计百分比/%
富裕	653 917	23.6	23.6
较富裕	578 149	20.9	44.5
中等	585 228	21.1	65.6
较贫穷	513 641	18.4	84.0
贫穷	441 841	16.0	100

注：笔者根据 CHARLS 数据整理。

5.2.3　讨论

从分析结果来看，2011 年全部医疗卫生支出的 Kakwani 指数为-0.50，2013 年为-0.331，也就是说我国的医疗卫生筹资总体上是不公平的，但是相对于 2011 年筹资的不公平性有所降低。总体来说，收入水平较低的中老年家庭支付了远高于他们支付能力的医疗费用，而收入水平较高的中老年家庭并没有支付与其实际支付能力相匹配的医疗筹资份额。我国当前的城乡居民医疗保险依然采用比较落后的一刀切的办法，虽然这种做法在管理上比较简单，但是实际上并没有考虑参保方的支付能力，因此会引发新的不公平。从城镇职工医疗保险来看，虽然在内部实行了累进的筹资原则，按照工资收入进行缴纳，但实际上依然面临城镇职工平均工资三倍的上限限制，而且在城镇职工医疗保险群体当中，工资基数实际上相差并不是很大，而收入的重要部分绩效或奖金并没有被纳入基本工资当中，致使即使收入水平相差很大，但是实际扣缴的医疗保险费相差并不是很大，没有体现真实的收入。整体而言，筹资并没有体现"能者多担"的原则，低收入中老年人家庭承担了超出其支付能力的缴费义务。另外政府也基本上没有按照家庭的支付能力进行分类财政补贴。

本书的结论提示我们，要重视中国医疗筹资公平性问题，需要进一步细化筹资工作，建立参照家庭实际支付能力的医疗保障筹资机制，加大向中老年人家庭等风险较高群体的倾斜力度，切实发挥税收的收入再分配功能，减少个人的家庭自付医疗支出，改善中国卫生筹资系统的公平性，这样才能从根本上避免中老年人家庭"因病致贫—因病返贫"的恶性循环。

5.3 报销政策对医疗保障效果的影响

5.3.1 保大病、保小病的争论

医疗保险报销政策对医疗保障效果的影响最为直接，在保障水平一定的条件下，报销范围广，中老年人家庭的疾病保障效果就好。早年学者对于医疗保险的承保范围一直存在着保大病、保小病抑或是二者兼保的争论，并且各方都有充分的理由[1]。应该来讲，从当初建立医疗保险制度的文件来看，各项医保制度都侧重对大病的保障。但是近年来随着健康中国的提出以及疾病谱的变化，越来越多的学者倡导应该二者兼保[2]。而从国家医保局的最新文件《关于做好 2018 年城乡居民基本医疗保险工作的通

---

① 赵曼，吕国营. 关于社会医疗保险承保范围的分析 [J]. 财政研究，2002 (3)：14-18.
② 何文，申曙光. 医保"保小病"能否兼顾健康保障与费用控制？[J]. 保险研究，2018 (11)：93-106.

知》（医保发〔2018〕2 号）来看，要全面推进和完善城乡居民医保门诊统筹。而对城镇职工个人账户的存废问题，学者也进行了深入探讨①，总体来说取消个人账户的呼声比较高，未来改革方向是二者兼保。

5.3.2 医保报销目录问题

医保报销目录与国家基本药物目录容易混淆，但二者的作用并不相同。医保报销目录主要是报销时使用的目录，规定哪些药品和服务可以纳入医疗保险报销的范围。国家基本药物目录的作用则是引导药品合理使用和生产，确保老百姓的基本用药能够得到基本满足。厂家通过竞标获得基本药物生产许可，目前存在的问题是基本药物并不能够得到医生的广泛支持。长时间以来药品加成 15%，使得基本药物的使用有逐渐萎缩的趋势。因为这些药物往往由国家统一配送，药品收费相对来说比较透明，加之基本药物费用总体不是很高，在医生绩效工资占其收入绝大部分的背景下，基本药物往往会被一线医生冷落。他们更偏向于使用药价较高的药品，因为这和自己的收入密切相关。当前居民医疗负担重的一个重要原因就是目录范围外的药品、材料不能进入实际报销范围。国家公布的补偿率基本上都是政策范围内的补偿率，也即何文炯指出的"名义补偿率"②。近年来"名义补偿率"虽然在逐年增加，但是患者的实际医疗负担并没有减轻。应通过严格控制医疗机构的药品选择范围，辅之以公开透明的招标采购机制，在提高医保基金的前提下，尽可能将一些常规用药、材料和服务项目纳入医保范围。《关于印发国家基本药物目录（2018 年版）的通知》（国卫药政发〔2018〕31 号）公布了 2018 年版的国家基本药物目录，品种从520 种增加到 685 种，同时优化了结构，突出常见病、慢性病以及负担重危害大的基本药品需求，新增品种包括肿瘤用药 12 种、儿童临床急需用药22 种。2023 年 1 月 18 日，国家医保局、人力资源和社会保障部印发了最新版的《国家基本医疗保险、工伤医疗保险和生育保险药品目录（2022年）》，新版目录统一了两大保险制度的药品报销目录，为未来医保制度的衔接奠定了良好的基础。以后几乎每年都根据临床用药需求进行调整。

---

① 王超群，李珍.中国医疗保险个人账户的制度性缺陷与改革路径 [J].华中农业大学学报（社会科学版），2019（2）：27-37.

② 何文炯.基本医保政策范围内报销比率是名义补偿率 [J].中国医疗保险，2014（5）：21.

"两大目录"药品数量关系如图 5-1 所示。

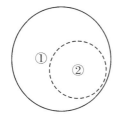
①国家基本医疗保险、工伤保险和生育保险药品目录
②国家基本药物目录

图 5-1 "两大目录"药品数量关系

5.3.3 小结

实际上医疗保险报销政策最主要受筹资规模的影响，筹资规模大则报销的范围就可以适当放大，未来随着筹资水平的提高，可以不断拓宽保障范围。按照国家的政策，未来应该是大小病一起报销，因为中老年人家庭当中的慢性病人比例非常高，但是需要注意的是二者的报销待遇最好不要相差太大，否则可能容易导致患者小病大看，造成不必要的医保基金浪费。另外在实际操作过程中应当对那些常见的药品或服务进行排序，并根据这个统计数据及时更改医保报销目录，切实减轻患者及其家庭的疾病经济负担。

5.4 就医流向对医疗保障效果的影响

就医流向对医疗保障效果有显著的影响，医疗保险机构通过在不同级别医疗机构间设置不同的支付比例来引导居民合理就医，以此来鼓励和引导患者在基层医院看病，从而可以获得较高的报销比例，提高居民的医疗保障效果。医疗资源的稀缺性和有限性决定其分布必须符合金字塔形结构，最基层负责多发病、常见病，中间层负责稍微复杂的病，顶层则主要负责疑难杂症。但是现实当中，由于长年的积弊，居民对基层医院的服务能力存在疑虑，尽管政府近年来不断加强对基层医疗卫生机构的投入，但是从根本上提高基层医疗卫生机构的服务能力还需要较长的一段时间。相比而言，人们更相信大医院的技术实力，而把医疗价格放在靠后的位置考虑，大医院在收费上明显高于基层医院，另外报销比例也低于基层医院，所以保障效果肯定不如基层医院，但是推行基层首诊的前提条件是基层医院要有相应的能力来治疗该类疾病。近年来，随着分级诊疗政策的推进，整个就医秩序有所好转，但是还是存在一定的混乱，特别是一些经济条件比较好的家庭，即使是小病也直接去大医院，挤占了有限的医保资源，影响了整个社会的医疗保障效果。

在就医流向相关的研究中，学者使用的术语并不一致，部分采用就医行为的定义，也有采用就医流向的定义。在就医行为方面，周绿林等把就医行为看作个体在出现某种症状时，综合考虑自身疾病以及经济状况后寻求医疗帮助的行为[1]，也有学者从医疗资源获取及使用等维度来考察就医行为[2]。在就医流向方面，赖莎等主要从患病后选择医院的级别进行考察[3]。此外，也有学者对两者的关系进行了探讨，认为就医流向体现了居民的就医行为[4]，本书倾向于这一种观点，即把就医行为看作是就医流向问题。

国外学者对就医流向问题进行了比较详细的研究。最早主要研究就医流向与医疗保险之间的关系问题。Jowett 等对越南的家庭调研数据进行分析，发现享有医疗保险的患者倾向于选择公共医疗机构和更多地利用门诊服务，这一特征在低收入群体中尤为明显[5]。Yip 等对我国的医疗保险政策进行分析，认为新农合在促进参保者获取医疗服务方面发挥了显著的作用[6]。另有学者对就医的影响因素进行分析。刘武等研究发现，不同级别医院的影响因素并不一致。一级定点和非定点医疗机构的主要影响因素是"就医方便性"；二级定点医疗机构的主要影响因素则是"医疗保险满意

① 周绿林，李绍华. 医疗保险学 [M]. 北京：科学出版社，2018.

② JOWETT M, DEOLALIKAR A, MARTINSSON P. Health insurance and treatment seeking behaviour: evidence from a low-income country [J]. Health economics, 2004, 13 (9): 845-857; 任向英，王永茂. 城镇化进程中新农合政策对农民就医行为的影响分析 [J]. 财经科学, 2015 (3): 121-130.

③ 赖莎，高建民，杨晓玮，等. 新医改背景下农村慢性病患者就医行为研究：基于陕西农村家庭健康询问调查数据的分析 [J]. 中国卫生事业管理，2015, 32 (4): 291-293.

④ 程贯，李兴兵，鲁延京，等. 基于 Agent 的居民就医选择建模与仿真 [J]. 系统工程, 2009, 27 (9): 96-101; 郑莉莉. 医疗保险改变了居民的就医行为吗?：来自我国 CHNS 的证据 [J]. 财政研究，2017 (2): 84-97.

⑤ JOWETT M, DEOLALIKAR A, MARTINSSON P. Health insurance and treatment seeking behaviour: evidence from a low-income country [J]. Health economics, 2004, 13 (9): 845-857.

⑥ YIP W, HSIAO W. China's Health Care Reform: A Tentative Assessment [J] China economic review, 2009, 20 (4): 619.

度"，二级非定点医疗机构选择因素主要是"就医社会网络"；影响三级医疗机构的主要因素是"感知医疗服务质量"[①]。王森利用面板数据分析发现，医疗保险、医疗服务价格和居民的收入水平都对就医行为产生显著影响，而且在不同的疾病严重程度下，这些影响会出现较大差异[②]。徐晓丹等发现，个体特征、医疗机构特征、医疗支出等因素均会影响我国城乡中老年群体基层就医流向[③]。于长永的研究也指出，医疗保险对农民就医流向的影响不在于是否参加医疗保险，而在于医疗保险的保障能力，他还进一步指出服务能力差是农民不选择乡镇医院的主要原因[④]。此外，高秋明等探讨了医保差异化报销比例设计对患者就医流向的影响，结果发现县级医院报销比例每提高 5 个百分点，能够引导住院患者去往县内而不是县外三级医院就医的概率仅增加 0.5%~0.8%。这一结果表明，在分级诊疗中，单靠需方报销政策发挥的作用极其有限，还需要供方改革的配合[⑤]。

综上所述，学者对于就医流向的影响因素以及医疗保险与就医流向二者关系的研究都取得了一定的进展，总体而言都比较倾向于采用综合视角对就医流向的影响因素进行研究，并且注重从患者的家庭特征以及相关社会因素的角度对人们的就医流向进行研究。但是迄今为止从就医流向的角度来考察医疗保障效果的研究还比较鲜见，多数学者采用区域性的数据进行研究，使用全国大型数据库的研究几乎没有。就医流向较为笼统，需要分别从门诊和住院两个方面进行考察。此外，当前的研究多分析单个医疗保险制度对于患者就医流向的影响，缺乏对不同医疗保险制度之间的比较研究。本书利用中国健康与养老追踪调查（CHARLS）三期的追踪数据，着重探讨了不同医疗保险制度在门诊和住院两个方面就医流向差异所导致的保障效果差异，对不同医疗保险制度进行比较，对于认清现状和未来的改革方向具有较强的研究价值及现实意义。

① 刘武，杨晓飞，张进美. 居民医疗机构选择行为的影响因素分析：以沈阳市为例 [J]. 人口与发展，2011，17（4）：75-81.

② 王森. 我国居民的就医行为及其影响因素研究：基于 CHNS 调查面板数据的分析 [J]. 西北人口，2015，36（3）：32-36.

③ 徐晓丹，吴文强. 我国城乡中老年群体基层就医的影响因素分析：基于 CHARLS 数据的实证研究 [J]. 中国卫生政策研究，2016，9（4）：23-30.

④ 于长永. 疾病类型、医疗保险与农民就医机构选择行为研究 [J]. 农业技术经济，2017（2）：82-92.

⑤ 高秋明，王天宇. 差异化报销比例设计能够助推分级诊疗吗?：来自住院赔付数据的证据 [J]. 保险研究，2018（7）：89-103.

5.4.1 中老年患者就诊流向

根据 CHARLS 问卷，笔者分别对门诊和住院的医院级别和医院类型进行统计。CHARLS 问卷共设计了 6 个医院级别：①县/区级医院；②地/市级医院；③省/部属医院；④军队医院；⑤其他医院；⑥不适用。CHARLS 问卷设计的医院类型有 5 种：①综合医院；②专科医院；③中医院；④基层医院（包括社区卫生服务中心、乡镇卫生院、卫生服务站、村诊所/私人诊所）；⑤其他医院。单从医院级别来看，不能完全看出医院类型，反之亦然。为了尽可能全面地反映样本信息，本书单独列示了医院级别和医院类型。和前文一致，本书把保险划分为 4 种类型：其中无保险赋值为 0；考虑到公费医疗人数较少，与城镇职工医疗保险进行合并赋值为 1；2016年 1 月 12 日国务院印发《关于整合城乡居民基本医疗保险制度的意见》，考虑到未来两项制度必然并轨，本书将城镇居民医疗保险与新农合合并，统一为城乡居民医疗保险，赋值为 2；将其它保险及商业保险统一合并为其他保险赋值为 3。从分析思路上来讲，先对门诊的情况进行展示，然后从住院的角度进行展示，以期更为全面地反映实际就医流向。

1. 门诊情况

根据表 5-14，从门诊级别流向来看，大部分流向集中在县/区级医院，2013 年达到 72.91%，地/市级医院为 17.13%，省/部属医院为 6.89%。第五次国家卫生服务调查分析报告指出，2013 年两周患者首次选择基层医疗卫生机构（村卫生室、社区卫生服务站、卫生院、社区卫生服务中心）的占 72.8%；选择县、市、区级医院的占 16.9%；省、地、市医院就诊比例较低，仅为 8.2%①。这也印证了本书使用的数据具有较高的质量。

表 5-14　中老年人群门诊级别流向构成

门诊级别	2011 年		2013 年		2015 年	
	人数/人	占比/%	人数/人	占比/%	人数/人	占比/%
县/区级医院	615	76. 49	783	72. 91	829	77. 26
地/市级医院	140	17. 14	184	17. 13	144	13. 42

---

① 国家卫生计生委统计信息中心. 2013 年第五次国家卫生服务调查分析报告［M］. 北京：中国协和医科大学出版社，2015.

表5-14（续）

门诊级别	2011 年		2013 年		2015 年	
	人数/人	占比/%	人数/人	占比/%	人数/人	占比/%
省/部属医院	31	3.86	74	6.89	59	5.50
军队医院	7	0.87	10	0.93	16	1.49
其他医院	8	1.00	12	1.12	20	1.86
不适用	3	0.37	11	1.02	5	0.47
合计	804	100	1 074	100	1 073	100

数据来源：笔者根据 CHARLS 调查数据整理。

根据表 5-15，从门诊医院类型流向来看，中老年人群在基层医院就诊的比例最大，但是随着时间的推移，去基层医院就诊的比例在逐渐下降，2015 年仅为 61.71%，而去综合医院、专科医院和中医院的比例都有所增加。去基层医院就诊比例下降的原因可能有两点：一是由于调查人口属于中老年人群，随着时间的推移，疾病风险自然加大，疾病的严重程度增加需要去技术水平较高的医院就诊；二是我国基层首诊制度贯彻依然不彻底，使得本该在基层医院就诊的人流向其他高级别的医院。世界卫生组织曾经提出当基层医院就医比例达到 80% 时医疗资源配置才比较合理，因此，我国应该尽快扭转基层医院就医比例下降的趋势。对于第一种原因政策干预的机会较少，但是对于第二种原因则可以进一步强化基层医院的技术实力，扩大报销比例，引导患者合理流动。

表 5-15　中老年人群门诊医院类型流向构成

门诊医院类型	2011 年		2013 年		2015 年	
	人数/人	占比/%	人数/人	占比/%	人数/人	占比/%
综合医院	613	22.69	835	26.33	834	27.92
专科医院	80	2.96	100	3.15	107	3.58
中医院	120	4.44	168	5.30	168	5.62
基层医院	1 845	68.28	2 019	63.67	1 843	61.71
其他医院	44	1.63	49	1.55	35	1.17
合计	2 702	100	3 171	100	2 987	100

数据来源：笔者根据 CHARLS 调查数据整理。

2. 住院情况

根据表5-16，从住院级别流向来看，大部分中老年人群住院级别流向集中在县/区级医院，2013年达到75.24%，地/市级医院为16.16%，省/部属医院为5.65%。第五次国家卫生服务调查分析报告指出，2013年住院患者住院医疗机构构成中，选择基层医疗卫生机构（卫生院、社区卫生服务中心）的占21%；选择县、市、区级医院的占51.6%，两者加起来总共为72.6%；省、地、市医院住院比例为25.2%，其他为2.2%[1]。同样也印证了本书使用的数据具有较高的质量。总的来说，从2011年到2015年住院级别流向相差不大。

表5-16　中老年人群住院级别流向构成

住院级别	2011年		2013年		2015年	
	人数/人	占比/%	人数/人	占比/%	人数/人	占比/%
县/区级医院	516	74.46	799	75.24	973	75.31
地/市级医院	121	17.46	178	16.76	200	15.48
省/部属医院	37	5.34	60	5.65	75	5.80
军队医院	10	1.44	12	1.13	23	1.78
其他医院	9	1.30	13	1.22	21	1.63
合计	693	100	1 062	100	1 292	100

数据来源：笔者根据CHARLS调查数据整理。

根据表5-17，从住院医院类型流向来看，在综合医院住院的比例最大，但是随着时间的推移，在基层医院住院的比例在逐渐下降，而在综合医院、专科医院和中医院住院的比例都有所增加。造成基层医院住院比例下降的原因可能有两点：一是基层医院应对比较复杂的疾病时受设备和技术水平限制，患者更信任级别较高的医院；二是由于调查人口属于中老年人群，随着时间的推移，疾病风险自然加大，疾病的严重程度增加需要去技术水平较高的医院。

---

① 国家卫生计生委统计信息中心.2013年第五次国家卫生服务调查分析报告[M].北京：中国协和医科大学出版社，2015.

表 5-17　中老年人群住院医院类型流向构成

住院医院类型	2011 年		2013 年		2015 年	
	人数/人	占比/%	人数/人	占比/%	人数/人	占比/%
综合医院	542	56.05	826	58.29	996	61.37
专科医院	70	7.24	111	7.83	153	9.43
中医院	83	8.58	137	9.67	169	10.41
基层医院	255	26.37	317	22.38	287	17.68
其他医院	17	1.76	26	1.83	18	1.11
合计	967	100	1 417	100	1 623	100

注：笔者根据 CHARLS 调查数据整理。

5.4.2　就医流向与医疗费用

接下来按照医院类型和调查年份分别对门诊费用和住院医疗费用进行分析。本节使用的平均门诊费用为补偿后的直接自付费用。由表 5-18 可知，除其他医院外可以看出两个趋势：一个趋势是随着年份的推移，自费费用逐渐增加；第二个趋势是无论哪一年基本上随着就诊级别的提高，平均门诊费用也不断增加。

表 5-18　不同就医流向平均门诊费用　　　　　　　　单位：元

门诊就诊流向	2011 年	2013 年	2015 年
县/区级医院	810	911	1 002
地/市级医院	948	771	1 365
省/部属医院	1 150	1 124	705
军队医院	2 500	1 066	2 250
其他医院	854	619	398

注：笔者根据 CHARLS 调查数据整理。

由表 5-19 可见，从医疗费用来看，在四种保险类型当中，无保险群体在县/区级医院的医疗费用最多，城乡居民医疗保险群体和城镇职工医疗保险群体的自费医疗费用相差不大。在地/市级以上医院，城乡居民医疗保险群体的医疗费用明显多于城镇职工医疗保险群体。无保险群体和其他保险群体基本在地/市级以上医院没有数据：一方面可能是无保险群体自身疾病风险较低，很少去高级别医院治疗；另一方面可能是无保险群体经济能力有限，不支持其在高级别医院治疗。

表5-19 2015年不同医疗保险类型就医流向平均门诊医疗费用

单位：元

门诊就诊流向	无保险	城镇职工保险	城乡居民保险	其他保险
县/区级医院	1 733	983	728	—
地/市级医院	—	908	674	—
省/部属医院	—	623	454	—
军队医院	—	2 000	1 000	—
其他医院		160	155	

注：笔者根据CHARLS2015调查数据整理；②"—"表示数据出现空缺。

对于其他保险（主要是商业保险），因为保险公司进行了筛选，承保的个体得大疾病的概率较小，所以去高级别医院的概率也较小。

本节使用的平均住院费用为补偿后的直接自付费用。由表5-20可知，除其他医院外可以看出两个趋势：一个趋势是随着年份的推移，自费医疗费用逐渐增加；第二个趋势是无论哪一年基本上随着医院级别的提高，平均自费费用也不断增加。

表5-20 不同就医流向每年平均住院费用　　　　单位：元

住院就诊流向	2011年	2013年	2015年
县/区级医院	6 589	8 292	9 901
地/市级医院	20 933	14 696	12 235
省/部属医院	22 214	10 076	36 475
军队医院	19 000	25 400	8 670
其他医院	4 000	1 050	—

注：①笔者根据CHARLS2015调查数据整理；②"—"表示数据出现空缺。

由表5-21可见，从医疗费用来看，在四种保险类型当中，在县/区级医院，城镇职工医疗保险自费医疗负担最轻，其次是无保险群体，城乡居民医疗保险群体相对而言负担最重。在地/市级以上医院，无保险群体和其他保险群体没有数据。总体而言，呈现两种趋势：一是级别越高医疗费用越高；二是尽管城镇职工医疗保险群体保障水平较高，但是其自费医疗费用并没有比城乡居民医疗保险群体少（军队医院除外）。

表 5-21　2015 年不同医疗保险类型就医流向平均住院医疗费用

单位：元

住院就诊流向	无保险	城镇职工医疗保险	城乡居民医疗保险	其他保险
县/区级医院	10 250	7 180	10 430	—
地/市级医院	—	14 353	11 209	—
省/部属医院	—	41 000	34 418	—
军队医院	—	3 004	20 000	—
其他医院	—	—	399	—

注：①笔者根据 CHARLS2015 调查数据整理；②"—"表示数据出现空缺。

5.4.3　就医流向与医疗保障实际补偿比

表 5-22 为门诊就医流向与医疗保障实际补偿比，从表中可知，实际补偿比例出现某种倒挂现象，即就诊医院级别越高，报销的比例反而越大。一般而言，基层医院就诊报销比例更高才比较合理，可以缓解高级别医院的就诊压力，现在的实际补偿情况会促使患者往高级别医院流动。同时也应该注意到往往去省/部属以上医院就诊的家庭相对来说经济条件比较好，较高的实际补偿比实际上加剧了医疗资源使用的不平等，医疗保障存在"亲富"效应，越是富裕的人群获得的实际医疗补偿越多。

表 5-22　不同年份门诊就医流向与医疗保障实际补偿比　　单位:%

门诊就诊流向	2011 年	2013 年	2015 年
县/区级医院	7.32	8.26	11.33
地/市级医院	18.56	16.65	10.90
省/部属医院	13.53	13.87	43
军队医院	—	—	—
其他医院	19.51	—	51.76

注：①笔者根据 CHARLS2015 调查数据整理；②"—"表示数据出现空缺。

根据表 5-23，按照医疗保险类型划分，可知城镇职工医疗保险的门诊实际补偿率要远高于其他群体。特别是城乡居民医疗保险，在地/市级以上医院门诊几乎没有任何补偿。无保险群体在县/区级医院补偿比例较高的原因可能是获得了相应的医疗救助。

表 5-23　2015 年不同医疗保险类型门诊报销比例　　　　单位:%

门诊就诊流向	无保险	城镇职工医疗保险	城乡居民医疗保险	其他保险
县/区级医院	42	50.03	10.56	—
地/市级医院	—	60.87	0	—
省/部属医院	—	72.31	0	—
军队医院	—	1.23	0	—
其他医院	—	—	0	—

注:①笔者根据 CHARLS2015 调查数据整理;②"—"表示数据出现空缺。

　　住院就医流向与医疗保障实际补偿比见表 5-24。由表 5-24 可知,随着年份的推移,患者的住院实际补偿比例在逐年增加,但是总体而言报销比例还是偏低。2011 年地/市级医院补偿比例较小,2013 年开始,地/市级医院补偿比例有增加的趋势,可能的原因是在 2013 年开始逐步推广大病医疗保险,另外医疗救助的力度也在加大,所以总的医疗补偿水平要远高于县/区级医院。但是总体而言,基层医院的报销比例实际上依然偏低,在住院补偿里,同样存在穷人补贴富人的现象。

表 5-24　不同年份住院实际补偿比　　　　单位:%

住院就诊流向	2011 年	2013 年	2015 年
县/区级医院	39.89	45.04	46.76
地/市级医院	23.69	44.11	54.64
省/部属医院	29.20	56.81	31.52
军队医院	4.04	67.62	45.82
其他医院	—	64.61	—

注:①笔者根据 CHARLS2015 调查数据整理;②"—"表示数据出现空缺。

　　根据表 5-25,按照保险类型划分,可知城镇职工医疗保险在县/区级医院实际住院补偿率要远高于城乡居民医疗保险群体,但是在地/市级医院,城乡居民医疗保险和城镇职工医疗保险的补偿水平比较接近,省/部属医院报销比例最小,虽然省/部属医院花费最大,但是报销水平总体并不高,居民自费比例依然较大,医疗保障并不充分。

表 5-25　2015 年不同医疗保险类型住院报销比例　　　　单位:%

门诊就诊流向	无保险	城镇职工医疗保险	城乡居民医疗保险	其他保险
县/区级医院	0	74.43	36.77	—
地/市级医院	—	59.86	52.50	—
省/部属医院	—	26.13	34.38	—
军队医院	—	62.49	13.04	—
其他医院	—	—	76.59	—

注：①笔者根据 CHARLS2015 调查数据整理；②"—"表示数据出现空缺。

总的来说，我国当前的医疗保障水平总体比较低，存在不平衡问题，往往越是经济条件好的家庭获得的医疗补偿越多。并不是每个家庭都能实际享受到国家的医疗保障补偿待遇，对于低收入家庭，受经济能力限制，其未就诊率和未治疗率远高于中高收入家庭，经济障碍导致大部分医疗服务补偿流向中高收入家庭。

从上文的分析可以看出，在考察期内，医疗保险基金在调节就医流向上没有发挥足够的作用，甚至加剧了富裕患者去往高级别医院的趋势，这应当引起医保管理部门的关注。笔者认为当前正在推行的分级诊疗在思路上非常正确，应该严格控制患者在高级别医院的住院天数，把病情基本稳定的患者转移到低一级别的医院，这对于降低整体医疗费用具有重要的意义。当前最大的问题就是高级别医院，特别是县/区级医院可能不愿意把患者转诊到基层医院。未来可以设置相应的机制，严格控制患者在高级别医院的住院时长。一种策略是进一步提高级别较高医院的日住院费用，但是必须缩短住院的时间，鼓励高级别医院与基层医院建立对接机制。这样做的好处是一方面可以保证基层医院的基本业务和基层医院工作人员的收入，稳定工作人员的人心；另一方面也把高级别医院工作人员从繁重的日常诊疗中解脱出来，同时对其收入也不会造成较大的影响。

5.5 医疗保险支付方式对医疗保障效果的影响

医疗保险支付方式是指承保人因医疗服务提供者为病人提供服务而支付其报酬的方法[①]。它不仅是一种补偿机制，同时也是控制医疗供方道德风险的最重要的抓手。近年来，支付方式的种类在世界范围内越来越多，其最基本的功用就是控制医疗费用不合理增长。

长时间以来，我国使用的付费方式主要是按项目付费制，这种制度的优势是操作简便，管理费用低，但其缺点是对医疗费用控制乏力。该支付方式的特点是医疗服务提供者不承担成本风险，风险主要由医保部门或患者来承担，因此使得医疗费用的增长不能得到有效控制。数据显示，2003年以来医疗费用上涨 6.58 倍，但居民的收入只上涨了 5.06 倍[②]，医疗费用的增长速度高于收入的上涨速度。虽然，很多地方也积极借鉴国际经验，把国际上比较先进的支付方式制度引入中国，但是总体而言，效果依然没有完全体现出来，一个非常重要的因素是中国的医疗系统有其自身的特点，因此，在借鉴国外经验时也要考虑我国的实际情况。

中国的医疗系统实际上有其自身的特点：其一，公立医院在我国处于绝对优势地位[③]。虽然私立医院比公立医院数量多，但是从就诊人次及技术水平来看，公立医院都远高于私立医院。公立医院特别是技术实力较强的三甲医院，由于其本身的技术垄断优势，医疗保险部门对其的制约力量甚微。即使这些医院违规，医保部门也没有足够的惩罚措施来对其行为进行纠正和规范。一旦取消定点资格，患者会对医保部门不满意，因为某些医疗服务只有在这些大型医院才有相应的能力提供。其二，公立医院的激励机制。公立医院属于事业单位，不能像公司一样分红，超支一般不用担心破产，结余也不能自己分配，这就导致公立医疗机构在支付方式改革中没有相应的动力。另外公立医院享有财政补贴，进一步加剧了私立医院与

---

① 朱恒鹏，彭晓博. 医疗价格形成机制和医疗保险支付方式的历史演变：国际比较及对中国的启示 [J]. 国际经济评论，2018 (1)：24-38, 4.

② 根据 EPS 数据平台中国宏观经济数据库和中国卫生数据库数据计算得到。

③ 朱恒鹏，彭晓博. 医疗价格形成机制和医疗保险支付方式的历史演变：国际比较及对中国的启示 [J]. 国际经济评论，2018 (1)：24-38, 4.

公立医院之间的不公平竞争，从而进一步强化了公立医院在医疗市场上的绝对优势地位。其三，价格形成机制的扭曲。政府在医疗服务领域应主要起监督的作用，价格往往是各方利益主体不断讨价还价的结果。中国医疗服务市场一个最大的特点是行政干预色彩浓，无论是各级医院的基本医疗服务价格、床位价格抑或是各级医疗机构获得的政府补贴都有浓重的行政色彩，而过度的行政干预往往会导致资源配置扭曲和滋生腐败。

我国的医疗体制改革表明依靠单一的支付方式往往难以达到预期的效果，依据不同的服务特点，建立不同的支付方式可能更有利于降低医疗费用[①]。王阿娜认为在门诊统筹方面应采取总额预付制，在住院方面主要推广单病种付费制度，其中尤以疾病诊断相关分组（iagnosis related groups, DRGs）方式为主要改革的方向[②]。国际经验表明，支付方式改革对于控制医疗费用、提高医疗服务质量和医疗体系运行效率具有重要作用，但是也应该注意到一项制度的推进必须要有与其相适应的制度环境，如果没有相应的制度环境，则该支付方式的效用就会大打折扣。在门诊统筹方面，一是要建立门诊首诊制。二是要引入竞争机制，定点首诊可以向各类医院开放，特别是对私人诊所开设。只要其具有医师资格证书，就可以独立行医，虽然没有医师资格证，但长期从事医疗卫生工作的也可以放宽相应的条件，允许其享有定点首诊资格。同时要允许参保者有权在一定时间内更换首诊机构，这些首诊机构依据服务人数的多少来获得相应的定额补偿。一旦确立定点机构，就要公平对待各首诊机构，不能因所有制等因素有所差别。充分的竞争可以促使医疗服务机构改善其服务，也有利于市场均衡价格的产生。在住院方面，应积极尝试建立单病种付费制度。近年来，特别是 2016 年《国务院关于印发"十三五"深化医药卫生体制改革规划的通知》（国发〔2016〕78 号）发布以来，针对支付方式的改革特别是 DRGs 出台了一系列相关的文件，强调在住院方面，全面推行以按病种付费为主的多元复合式医保支付方式，并且要求到 2020 年，医保支付方式改革覆盖所有医疗机构及医疗服务，并且要求按项目付费占比要明显下降。随后国家又指定首批按 DRGs 支付方式付费的医疗试点单位，并且出台相应的技术规范和分组方案。

---

① 梁春贤. 我国医疗保险费用支付方式问题的探讨 [J]. 财政研究，2007（8）：71-73.
② 王阿娜. 医疗费用的控制与医疗保险支付方式的改革 [J]. 宏观经济研究，2012（5）：76-79.

应该说 DRGs 技术对于未来的医疗保险支付具有重要的指导价值，但是也应该注意到 DRGs 的引进并没有从根本上改变中国医疗系统本身的特点。此外经办机构的责任动力机制问题也没有得到妥善解决。在这场支付方式的改革中，基本上都是行政力量在推动，各方利益参与者被动地配合完成任务。核心目标是按项目付费比例的下降，但是对于医患矛盾、提升医疗服务质量、降低看病费用没有明确的要求。另外，DRGs 本身的推广也需要投入大量的人力、物力，而这些投入最后依然会转嫁到患者的头上。

总之，改革支付方式虽然有极其重要的价值和意义，但是也应该看到任何支付方式必须要有与其相应的环境，这样才能发挥其应有的作用。

5.6 医疗保障制度衔接对医疗保障效果的影响

我国目前已建立起比较健全的医保体系，虽然各种医疗保障制度的总目标相同，都是为了人人都能享有医疗卫生服务，但是不同项目之间能否无缝对接对能否实现医疗保障效果至关重要。各保障项目要找准自己的定位，同时要及时向社会披露相关的衔接政策，确保患者及其家庭能够知晓各项政策。

在整个医疗保障体系当中，医疗救助处于最低端，起着托底的作用。当前在实施医疗救助时，主要采取两种措施：一是为政策范围内的低保、五保、残障家庭直接缴费；二是对已经发生大额医疗支出的家庭，在大病补偿之后进行救助。但是在现实当中，毕竟能够被免除缴费的家庭不多，本书的数据也证实了依然大概有 5%～6% 的家庭并没有参保。实际上也并不是这些家庭不想参保，更多的原因可能还是受经济收入限制。因此政府可以适当扩大代缴范围，比如把家庭经济收入为贫困标准 2～3 倍的家庭也列为代缴对象，确保所有的家庭能够被医保覆盖。另外部分家庭在代缴保费之后依然存在没钱看病的情况，能否从医疗救助当中划出一部分资金帮助这些困难家庭直接获得医疗服务值得相关部门考虑。

医疗保险与大病保险的衔接同样存在缝隙。部分家庭虽然可以看病，但是在看病当中却发生了贫困，按照现在的医保制度，获得大病医疗保障必须超过基本医疗保险封顶线，这部分家庭远不能达到大病保险补偿的起付标准，存在"远水解不了近渴"的问题。再比如企业补充医疗保险，政府规定了企业补充医疗保险的资金列支渠道，但对于如何实施和管理却没有明确的规定。此外，在获得保障的顺序上也存在差异，有的规定为医疗保险—大病保险—商业医疗保险—慈善—医疗救助，而另外一些规定的顺序为医疗保险—慈善—医疗救助—大病保险—商业保险，各种顺序的实际效果存在很大的差异①。另外，按照我国当前的医疗保障制度涉及，享受医疗救助、大病保险的前提条件是中老年人家庭必须参加医疗保险，否则医疗保障对这些群体就没有起到相应的保护作用。一旦这些未参保的家庭发生大额疾病经济风险，各项保障制度对这些人基本上没有任何作用。

商业医疗保险发展比较滞后。我国的基本社会保险制度以及大病保险制度实际上对当前的商业医疗保险形成了一定的挤压，导致拥有商业医疗保险的中老年人家庭在总数当中不到2%，这与国外的商业医疗保险发展水平形成较大的差距。商业医疗保险不发达将驱使所有的人群无论贫富都通过基本医疗保险等政府保险计划获得保障，使得医保资源更加紧缺，医疗保障的整体效果必然受到影响。

---

① 詹长春，左晓燕. 农村居民大病保险经济补偿能力及效果 [J]. 西北农林科技大学学报（社会科学版），2016，16（5）：15-21.

6 典型国家的经验与借鉴

关于医疗保障的制度模式，有学者对其进行总结和归纳，包括五类，即社会救助模式、社会医疗保险模式、国家保障模式、市场保险模式和个人储蓄模式，并将这五类模式进一步归纳为福利型、保险型和自保型三种类型①。当然随着保障项目的不断丰富，大部分国家采用的是某几种模式的混合体。比如美国，虽然在类型上把它归为市场保险模式，但是该国在对待老年群体和弱势群体时却又明显体现出社会救助的特点，在对待军人和土著时则又具有明显的国家保障特点。为了更深入地研究这些模式的实际运行情况，本书在每种类型中分别选出一个典型国家进行论述②，在分析时，也是从保障效果的影响因素进行论述，试图从这些方面与我国进行对比，以进一步提升我国中老年人家庭医疗保障效果。需要强调的是每一个国家都有自身的局限和不足，同样也有自己独特的可取之处，正如美国哈佛大学马丁·费尔德斯坦教授所言："现在世界上没有一个国家的医疗保险体制是完美的和可以直接直译为榜样效仿的。"③ 关键是要找出适合自己国情的模式。

6.1 英国的医疗保障状况

英国属于典型的福利型保障模式，大多数以税收或特定费的方式来筹

---

① 乌日图. 医疗保障制度国际比较研究及政策选择 [D]. 北京：中国社会科学院，2003.
② 福利型模式本书选择英国为典型代表，保险型模式本书选择德国为典型代表，自保型模式目前只有新加坡采用，但是因为很多学者并不承认其为保险，所以本书对该模式不做介绍。
③ 丁纯. 世界主要医疗保障模式绩效比较 [M]. 2版. 上海：复旦大学出版社，2009.

集资金，通过财政部与卫生部谈判，制定全民保险预算，然后分配给全科医生、二三级医院及社区公共卫生机构和药剂师等。由于是福利国家性质，该模式提供的项目较多，包括预防、保健、医疗及护理康复等一揽子的保障制度。该模式最大的特点就是破除了患者与服务者之间的经济障碍。另外因为该模式有比较成熟的全科医生及社区卫生系统，所以在控制医疗费用上有一定的优势。

1. 覆盖面

从覆盖面来看，所有的本国公民以及与该国签订医疗照顾互惠协议的国家的公民都可以享受，对于非互惠协议国居民，则要求必须在该国居住6个月以上才能享有。对于居住未满6个月者，则一般只能通过购买私人医疗保险来得到保障。由于资金主要从财政获得，个人在获得医疗服务时不受年龄、收入水平和健康状况的限制，都能享有普遍可及的医疗服务。

2. 医疗费用控制

报酬偿付方面，政府用税收收入向各级医疗服务机构购买服务，给居民提供医疗服务，居民所需要的药品也基本免费。全科医生根据其具体的服务项目从国家财政获得相应的补助，二三级医院医生则实行固定工资制。因为患者接受医疗服务近乎免费，医疗资源的稀缺性决定该模式必须有相对发达的分级诊疗体系。患者看病时必须经过初级全科医生诊断，然后由全科医生根据病情决定是否向上转诊。法律规定公民必须签约家庭医生诊断，除紧急情况外，必须先由全科医生，经全科医生转诊推荐才能到综合医疗机构就诊，否则医保不予报销。各级医疗机构分工明确，大约75%的医疗服务由一级机构提供，二三级医疗机构主要负责重症及疑难杂症，医院同样也不设门诊，只设专科门诊及住院部门①。基于以上两个原因，一般采用该模式的国家医疗费用能够得到一定的控制。

4. 保障项目与保障水平

英国的医疗保障项目非常广泛，主要包括社区卫生服务系统、全科医生系统及医院系统提供的服务，三大系统各司其职，提供的服务涵盖了所有愿意接受免费医疗服务的人。该模式特别强调保健服务，而且保健服务的项目范围较广，具体包括儿童和家庭保健、计划生育、家庭护理、接生、传染病预防、保健教育、疫苗接种、慢性病防治、老年日间照护等。

---

① 姜洁，李幼平. 我国分级诊疗模式的演进及改革路径探讨［J］. 四川大学学报（哲学社会科学版），2017（4）：29-35.

社区卫生服务站在管理和经费来源上独立于医院，一般以护士为主，包括社会工作者、心理咨询师等。另外全科医生系统和二三级医院系统提供的项目种类也比较多，全科医生的诊疗费、住院治疗费、产前检查及生产护理费、伙食费几乎都是免费的，基本上能满足患者的所有需要。但是患者提出对特殊的病房、特定的医生的需求，一般医院都要收取额外的费用。

6.2　德国的医疗保障状况

德国属于典型的社会保险保障模式，该模式以社会保险的形式为被保险者提供保障，按照大数法则对疾病风险进行分摊。它的本质是将少数社会成员随机产生的各种疾病风险分摊给全体参保人员的一种医疗保障制度。政府一般投入很少，主要负责监管各方主体是否按照市场规范操作，主要依靠雇主和雇员各自缴纳的保费进行运作。该制度具有法律强制性，一般保险人和个人没法自由选择，强制实施的主要目的是防止逆向选择问题。另外在筹资方面，一般是按照工资的百分比进行征缴，该模式自创立以来已经快 140 年，表现出强大的生命力，在全世界有着广泛的影响力，我国城镇企业职工医疗保险也借鉴了该模式。这种模式有以下几方面的特点：一是强制缴费，二是互济性较好，三是雇主与雇员共同承担缴费义务，四是以支定收。该模式充分体现了雇主、雇员及政府三方负担的原则，雇主和雇员按照法律规定的比例缴纳保费，政府则通常以税收优惠和支付经办管理费用等来在资金上进行支持。

1. 覆盖面

医疗保险的覆盖范围一般通过法律确定，在法律条文里明确参加保险的对象。一个明显的特点是覆盖面有一个按照地区、人群、职业及行业逐渐扩大的过程，一般从产业工人开始，然后再逐渐扩展到其他产业人员。德国的医疗保障覆盖面是逐步扩大的。到目前为止，德国法律规定的参保人一般分为三类：一是义务参保人，这些人主要是有收入的职业人群及雇主，具体包括取得劳动报酬的雇员、农林企业主及其家庭成员、艺术工作者、退休人员等；二是自愿参保人，这些人一般由国家提供医疗保障，如公务员、法官、士兵等，法律也允许这些人员在一定条件下参加医疗保险；三是连带参保人，主要是义务参保人的配偶及其子女，法律规定这些人可以免缴保险费而直接享受同等的医疗保障待遇。

2. 医疗费用控制

政府主要从两方面来控制医疗费用：一是通过竞争的方式来实现医疗费用均衡；二是实行严格的分级诊疗，避免患者无序流动。德国主要采取政府主导下的市场竞争范式，通过医疗服务机构及医疗保险机构之间的竞争来达到控制医疗费用的目的。德国的医疗保险机构属于非营利性组织，但是同样有种类繁多的医疗保险可供参保者选择，医疗保险机构只有与众多的医疗服务机构签约，并且提供较高的保障标准才能获得更多的参保者。同样医疗机构只有不断缩减成本提高自己的服务水平，才能与更多的医保机构签约。在这个过程当中，无论是保险机构还是医疗机构，只有不断提升自己的管理能力和服务水平才能在市场上生存，否则会被市场淘汰。德国医疗保险方对门诊实行计点付费，住院则实行按病种付费，对控制医疗费用的不合理增长起到了很好的效果①。

德国实行门诊和住院分离的制度，门诊服务由社区医院提供，大型医院不提供门诊服务，患者看病时必须经过社区医院初步诊断，若发现确有必要才由社区医院医生联系专科医院或综合医院的医生。这就从源头上控制患者向大型医院流动，避免患者无序流动，同时也为基层医院留出了生存空间。另外，社区医院的检查会通过互联网传送或者传真到转诊医院，不需要重复检查。随着现代科技在医疗领域的推广，德国大型医院也通过远程医疗服务，为就诊和转诊中的病人提供优质的服务，这极大地减少了患者看病的时间和交通成本②。

3. 保障水平

德国的医疗保障待遇相对较高，个人一般支付较少的医疗费用，在获得医疗服务时也基本上不会因为经济、地位、种族而有所差别。当然，为了防止医疗费用盲目攀升，提高医疗服务的利用效率，政府会要求个人及其家庭支付一定的医疗费用，但是费用一般不是很高，特别是对于低收入人群、大病患者、慢性病患者及老年人群收费更少。德国还有一些专门的项目来支付这部分人群的医疗费用，个人及家庭承担得非常少，确保所有

---

① 梁朝金，胡志，秦侠，等.德国分级诊疗实践和经验及对我国的启示［J］.中国医院管理，2016，36（8）：76-77.

② 梁朝金，胡志，秦侠，等.德国分级诊疗实践和经验及对我国的启示［J］.中国医院管理，2016，36（8）：76-77.

的保障人群都能获得可及的医疗服务。

4. 保障项目

医疗保险保障项目的多寡与能够筹集到的医疗保险基金的多少密切相关。一般来说，都是通过以收定支的原则来确定筹资规模。最初的社会医疗保险筹资目的是补偿医疗费用的花费，后来逐步扩展到预防、疗养等方面的费用。在德国，参加法定保险的人员在下列项目上可以享受相应的补偿：一是预防保健项目，如投保人接受预防保健、检查及疗养支付的费用；二是疾病早期的诊断项目，包括定期的身体检查、早期心脏病、癌症及糖尿病等的筛查及诊断；三是门诊和住院期间的治疗费用、药品费用；四是生育津贴及疾病津贴等。

6.3 经验借鉴

从两个国家的医疗保障模式来看，中国的体系更接近德国的社会医疗保险模式。英国的福利型模式在公平性及医疗费用控制上有其突出的特点，但是也面临着患者需要排队等候等问题。该模式的分级诊疗制度对我国有很大的借鉴意义。保险型模式最大的特点就是通过医疗服务市场和保险市场的充分竞争来控制医疗费用，另外在支付方式的改革上非常值得中国学习。

1. 实际覆盖面

无论是德国还是英国，这些国家的实际覆盖面都比较高。福利型模式因为采取税收筹资，所以自动解决了覆盖面问题；保险型模式对是否参保有强制要求，参保者或保险者一般没有选择参加或不接受参保的自由。

2. 医疗费用控制

对医疗费用的控制，主要从分级诊疗及医保支付方式两个方面进行。一般来说，福利型模式在分级诊疗方面做得比较到位，而保险型模式在支付方式上有自己独特的做法，都值得中国借鉴。

英国最值得借鉴的就是分级诊疗制度。这对于医疗资源的合理使用及费用的控制起到了非常好的效果，但是缺点是效率相对要低一些。对比而言，我国当前的分级诊疗存在如下问题：①医疗资源分配还不均衡。我国的医疗服务大部分由公立机构提供，在该体制下资源分配主要依靠行政等级制度。同一区域的医疗机构按照不同的级别进行划分，级别越高，分配的资源就越多，财政投入越大，对应的医生的收入水平也越高。在这种体制下，优秀的医疗资源自然往级别较高的医院流动，长此以往导致患者对基层医院的就诊质量高度存疑。②上下转诊运行不畅。一是国家的投入在医院收入中只占很小一部分，导致各医院必须依靠市场来努力获取利益，进而维持医院的运营。级别较高的医院凭借自身的技术优势，把许多本属于基层医院的患者虹吸过去，导致基层医院生存环境恶化。二是对转诊没有制定严格的标准，导致患者盲目流动。③基层医院基本药物目录种类少，剂型不全。我国基本药物配发也是依照医院的级别进行的，导致基层医院用药的选择范围较小，进一步强化了患者基层医院服务能力差的主观意识。因此，在分级诊疗改革过程中，一定要认识到上述问题，政府要对不同级别的医疗卫生机构进行重新定位，明确各自的责任和职责，充分尊重各方利益主体，特别是保证基层医务人员的收入。另外在资源分配上应当逐渐向基层倾斜，避免马太效应，只有基层医院做实做强，老百姓才会更加信任基层医院，最终才能形成良好的就诊秩序，避免医疗资源浪费，切实减轻患者的医疗负担。

德国对中国最大的借鉴是医疗支付方式，凡是涉及第三方付费，实际上都面临医保支付方式改革的问题。相比而言，中国的医保支付方式有如下三方面的问题：①长期以来我国医保支付部门更多的是充当行政管理角色，而不是服务购买者角色。面对大型三级医院，由于医院本身的垄断地位，医保机构对于这些大型的医疗服务机构鞭长莫及；而面对级别较低的医院，医保机构又往往凌驾于医疗机构之上，医疗机构只能沦为游戏规则的被动接受者，医疗服务市场当中的公平地位始终不能实现。公立医院独大的局面导致我国医保部门在与医院谈判时并不能按照市场经济的交易规则进行。②代表行业协会的公法人缺失。理论上讲，医保部门的出现可以在很大程度上扭转买卖双方的市场力量，如果辅之以充分的市场竞争，医疗服务价格就会趋于市场出清时的价格。但是在我国，各方利益主体代表在本质上是基本缺失的抑或是不对等的，如在医疗服务市场，医疗资源该如何在一二三级医疗机构中分配，医疗服务行业内部缺乏基本的共识。还比如在医保市场，医保部门在医保市场一家独大，医疗服务机构要么接受要么不接受医保部门的定价，几乎没有选择的余地，只能被动接受医保部门的行政安排。③DRGs 的标准制定基本上也是由卫生部门主导。在几乎所有 DRGs 试点地区，最重要的分组方案以及支付标准都没有向当地医疗机构公开，有的甚至没有向医保机构公开，分组的神秘主义造成了 DRGs 数据的碎片化，导致 DRGs 的付费、监督和管理无法协调①。另外当前的支付方式改革更多的是关注某一家独立的医院，支付制度引导患者通过加强预防保健和健康管理来节约医疗资源的作用没有完全体现出来，这必然会对有限的医保资源造成极大的冲击②。因此，在支付方式的改革中，一定要认识到上述问题，政府要努力打破公立医院的垄断局面，实现供给方的有序竞争，要建立起行业层面的谈判机制，在制定 DRGs 流程时要明确透明，确保医保机构参与到 DRGs 的制定当中。

3. 保障水平与保障项目

为了进一步了解其他国家的医疗筹资总体情况以及筹资占比情况，本书选了 9~10 个国家进行比较，既有发达国家，也有发展中国家。影响保障水平的高低与保障项目的宽窄最直接的因素是筹资水平的高低，与筹资水平密切相关的两个问题是筹资总额和筹资的公平性。一般一国筹资总额可以用医疗卫生支出占 GDP 的比重来进行确定，当然在筹资总额一致的情况下还要看筹资是否公平。只有筹资总额大且公平性强，保障水平才有可能提高，保障项目才可能增多。

（1）筹资规模。

筹资规模主要反映的是一国用于医疗支出的费用在国内生产总值当中的比重，比重越大则说明该国医疗费用的支出越多。从表 6-1 和图 6-1 可以看出，美国医疗费用的支出占比最高，总体而言发达国家所占比例较高，而发展中国家则较低，比如 2015 年中国医疗费用占 GDP 的比重为 5%，而印度仅为 3.6%。

---

① 顾昕. 中国医保支付改革的探索与反思：以按疾病诊断组（DRGs）支付为案例 [J]. 社会保障评论, 2019, 3 (3): 78-91.

② 谢春艳, 何江江, 胡善联. 英国卫生服务支付制度经验与启示 [J]. 中国卫生经济, 2015, 34 (1): 93-96.

表 6-1　2015 年各国医疗费用占 GDP 的比重　　　单位:%

国家	加拿大	德国	日本	韩国	英国	美国	巴西	中国	印度
占比	10.6	11.1	10.9	7.0	9.7	16.7	8.9	5.0	3.6

数据来源：笔者根据 WHO 网站整理。

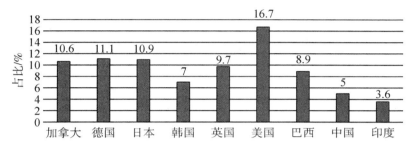

图 6-1　2015 年各国医疗费用占 GDP 的比重

（2）筹资公平。

从世界主要国家的医疗费用支出构成来看，英国和加拿大政府是医疗费用的主要买单者，个人支付的医疗费用都在 20% 以下。具体见表 6-2 和图 6-2。

表 6-2　2015 年各国医疗费用的支出构成　　　单位:%

国家	政府转移	社会保险	强制性预算	捐赠	个人自费
加拿大	72.5	1.4	0	9.8	16.3
德国	14.2	62.7	7.2	1.5	14.4
韩国	18.4	38.9	1.5	6.4	34.8
英国	80.0	0	0	3.4	16.6
美国	40.3	10.2	34.1	4.2	11.2
巴西	42.4	0	0	27.7	29.9
日本	42.3	41.8	0	2.2	13.7
中国	34.3	25.9	0	3.3	36.5
印度	24.1	1.8	0	5.1	69.9
南非	53.6	0	0	38.2	8.3

数据来源：笔者根据 OECD 官方网站数据整理。

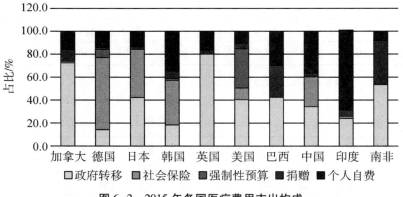

图6-2 2015年各国医疗费用支出构成

英国和加拿大主要依靠政府转移支出来解决医疗费用问题，采取的筹资方式是税收，因为对富人征收的税较多，穷人纳税相对较少，所以最符合筹资的公平性原则。德国和日本属于典型的医疗保险类国家，个人的医疗负担比加拿大和英国轻。韩国和中国的整体情况非常类似，主要是依靠社会保险来分散疾病风险，两个国家的个人自费医疗费用占比大体相似。美国的情况极其特殊，它的强制性预算所占比例最多，主要流向老年人或者贫困阶层，个人的自费医疗支出并不是很多。南非和巴西最大的特点是捐赠部分占很大的比例，特别是南非捐赠接近40%，可能是公开透明的捐赠制度使得这些国家的慈善捐赠比较发达。从表6-2可以看出，个人自付医疗占比比较高的国家是印度、中国、韩国、巴西，这意味着这些国家的居民医疗负担较重。自付比例高的另一个问题是医疗服务的可及性差，因为医疗服务只对有支付能力的患者敞开，许多贫困患者被拒之门外。有意思的是我们在图6-1中也发现，这几个国家的医疗费用在GDP当中的比重也相对较少。

从当前来看，中国医疗保障筹资公平性主要存在以下三个方面的问题：首先，三种医疗保险制度之间不公平。最主要表现在患者在职工医疗保险方面的保障项目、保障待遇高于城乡居民医疗保险，因为这一部分人群收入稳定，筹资采取强制性代扣代缴。其次，城镇职工医疗保险也存在不公平，特别是医疗保险的缴费基数以当年当地职工人均工资的三倍为封顶线，会导致部分收入特别高的人群缴纳的费用降低，筹资具有一定的累退性。最后，城乡居民医疗保险方面，为了筹资的方便，采取统一缴纳相同数额的缴费标准，忽略了筹资对象收入差异巨大的事实，总体上卫生筹

中老年人家庭疾病经济风险医疗保障效果研究

资水平具有一定的累退性。累退性越强医疗保险的互济性越差，分散风险能力越差。因此，在国家医疗保障局成立的背景下，下一步医疗保障的方向应该是把不同的制度进行合并统一，但是在合并统一的过程中，一定要注意筹资的公平性。医疗保障筹资公平性好，即使不合并现有制度，也能做到有效化解医疗风险，减轻家庭医疗负担；筹资公平性差，即使合并现有的制度，也不能起到有效化解医疗风险的作用，有可能导致结果不公平。

未来中国应在总筹资数额和医疗筹资公平性方面做出相应的努力，建议在总量上要以 GDP 比重来进行衡量（至少要达到世界平均水平），在提高总量的前提下构建一个按照不同收入水平分类缴纳的筹资模式，强化医疗保险的互济性。

7 结论与建议

7.1 研究结论

本书在总结疾病经济风险指标的基础上，应用可行能力理论、风险社会理论、福利经济学习理论、政府责任理论及相应的研究方法对疾病经济风险较大的中老年人家庭进行分析，研究表明中老年人家庭面临的疾病风险较大，医疗保障的效果并没有充分发挥。

1. 在疾病经济风险方面

中老年人家庭的总体风险较高，受访者当中大概有三分之二左右被诊断为患有慢性病。从绝对风险来看，该群体的总住院率在 2011 年为 9%，在其他两个调查年份都是 13%；从应住院未住院率来看，2011 年为 4%，2013 年和 2015 年分别达到了 7% 和 6%。从相对风险来看，城乡居民医疗保险群体和无保险群体的风险相对较大；从发展趋势上来看，它们与城镇职工医疗保险有缩小的趋势，公平性有所改善。

2. 在医疗保障的效果方面

从 2011 到 2015 年，家庭灾难性医疗支出发生率并没有降低，2015 年其发生率依然高达 25.4%，平均差距为 0.069，相对差距为 0.272。从医疗保险对贫困的缓解作用来看，医疗保险降低贫困率的作用较小，但是在降低贫困深度方面有着重要的作用。医疗保险可以显著地促进医疗资源的利用，从缓解贫困的作用效果来看，城镇职工医疗保险的效果最好，其次是城乡居民医疗保险和其他保险。从医疗负担来看，医疗保险对家庭绝对医疗负担有缓解作用，但是对相对医疗负担几乎没有缓解作用。相对于无任何保险的人群，有保险可以降低约 14% 的绝对医疗支出费用，按照微观数据的平均社会医疗费用计算，可以减少 604 元，但只在 10% 的水平上显著；相对于无任何保险的人群，有保险对降低相对医疗负担几乎没有影响。从医疗保险类型来看，各医疗保险在降低医疗负担方面的效果并不一致。在绝对医疗负担方面，城镇职工医疗保险降幅较小，城乡居民医疗保险可以降低约 18% 的绝对医疗负担，其他保险无显著作用。在相对医疗负担方面，城镇职工医疗保险可以降低约 7.5% 的相对医疗负担，但是城乡居民医疗保险和其他保险的作用效果极其微小。

3. 在医疗保障效果的影响因素方面

对制约医疗保障效果的因素研究发现，以下因素直接导致我国中老年人医疗保障效果不尽如人意：①实际覆盖面依然需要扩大。数据显示，在考察期内依然有 5.6%～7.1% 的家庭尚未参保。②保障水平总体偏低。保障水平及保障项目主要受筹资水平的影响。当前中国政府对医疗费用支出的投入总体还偏低，另外不同医疗保险项目之间的互济性较差，两个原因共同导致中国居民的医疗保障水平偏低。由于现行的卫生筹资机制过多依赖个人付费，或者个人必须垫付医疗费用才能得到相应的医疗服务，经济能力上的差异导致中等收入以上的中老年人家庭在获得医疗服务和补偿方面远高于低收入的中老年人家庭，低收入的中老年人家庭承担了超出自己经济能力的缴费义务，部分收入低下的中老年人家庭甚至以牺牲健康为代价放弃治疗。③就医秩序混乱。在考察期内，我国并没有建立起严格的双向转诊制度。为了尽可能把普通疾病患者引导到基层医院，医疗保险机构通过在不同级别医疗机构间设置不同的支付比例来引导居民合理就医，以此来鼓励和引导患者在基层医院看病，进而分流患者，达到控制总医疗费用的目的。但是现实当中，居民对基层医院的服务能力存在疑虑，尽管在考察期内政府不断加强对基层医院的投入，但是从根本上提升基层医院服务能力还需要较长的一段时间。④支付方式单一，医疗费用控制乏力。长时间以来，我国使用的付费方式主要是按项目付费制，这种制度的优势是操作简便，管理费用低，但缺点是对医疗费用控制乏力。该支付方式的特点是医疗服务提供者不承担成本风险，风险主要由医保部门或患者来承担，因此使得医疗费用的增长不能得到有效控制。近年来，虽然很多地方也积极借鉴国际经验，把国际上比较先进的支付方式引入中国，但是总体而言，效果依然没有完全发挥出来。⑤不同医疗保障项目之间衔接还不顺畅。我国的医疗保障项目虽然种类繁多，但是项目之间的衔接还需要进一步加强。

7.2 政策建议

结合前文的分析，笔者认为政府应该从扩大实际参保覆盖面、"开源节流"以及提高不同项目之间的衔接水平等方面着力，努力提升中老年人家庭的医疗保障效果。在开源方面，主要是提高政府卫生费用投入占比，提高医疗保险的互济性；在节流方面主要是要强化分级诊疗，推行支付方式改革。

1. 努力扩大医疗保障实际覆盖面

我国当前只是在制度上实现了医疗保障全覆盖，但是因为城乡居民医疗保险实施自愿缴费，依然存在中老年人不愿意缴费的现象，另外企业存在逃费现象，所以中老年人家庭的实际参保率可能存在偏高误差。政府可以通过财政支付方式直接为低收入者缴纳医疗保险费用，尽可能把低收入中老年人纳入医疗保障体系中。

2. 提高医疗保障筹资水平

（1）提高政府卫生费用投入比例。

足够的医疗资金投入是中老年人家庭获得医疗保障的前提条件。政府在医疗保障方面的投入直接关系到保障水平以及报销范围。纵观世界各国，凡是投入比例高的国家，一般医疗负担相对较轻，2015 年我国医疗费用约占 GDP 的 5%，与发达国家相比还有不小差距，甚至离巴西也有一定的距离。此外，可以进一步引导社会力量参与医疗保障，比如慈善组织的捐赠等，巴西和南非两个国家在引导慈善捐赠方面有着非常先进的经验，可以借鉴学习。

（2）提高医疗保险的互济性。

一个公平的卫生筹资系统应该对所有人都起到经济保护的作用，并且不同人群的经济负担应该合理。正如前文分析，中老年人当前的医疗筹资并不具有累退性，没有按照个人（家庭）的实际收入水平进行征缴。此外城镇职工医疗保险群体里，老年人目前没有缴纳任何医疗保险费，而实际上这部分群体使用的医疗资源相对来说比较多，国际社会都对这些群体征收医疗保险费，因此，未来可以考虑让这部分人也缴纳一定的医疗保险费。对于城乡居民医保个人缴纳部分以后也要依据其实际收入进行征收，政府要对每个家庭的收入状况进行基本核实，可以把这部分工作交给当地的街道办或村民委员会。在实际操作中，对低收入群体可以适当降低缴费标准，比如可以将人均收入在低保线的150%内的人群作为救助的对象，另外对于收入特别低的中老年人家庭，政府可以发放医疗券帮助这些人获得基本的医疗服务，费用从财政拨付。

3. 强化分级诊疗制度

初级医疗机构报销比例比较高，且费用较低，如果患者能在基层医院治疗，那么可以实现较好的医疗保障效果。高级别医院一方面医疗费用高昂，另一方面报销比例相对较低，盲目流向高级别医院会加重患者及其家庭的医疗负担，影响医疗保障的实际效果。因此，政府要积极引导甚至强制执行基层首诊。对于政府来说，应当利用其强大的资源分配优势，鼓励优秀的医疗人才到基层服务，保证其待遇不低于城市，不断强化基层医院的服务能力，大力培养全科医生，鼓励社会资本进入基层卫生服务体系当中。另外在定位上，要逐渐取消二、三级医院的普通门诊服务，为基层医院留出生存空间。在基层医院的服务能力达标的情况下，逐步推行强制首诊制度。非急性患者未经转诊手续直接去上级医院要自己承担额外的医疗费用；如果上级医院没有经过转诊手续接诊，那么被接受的患者费用只能按照下级医院的标准进行支付，亏损由上级医院自行负担。

4. 探索多种形式的支付方式改革

随着国家医疗保障局的成立，可以预测它在控制医疗费用方面将发挥更大的作用。医保部门应该把监管的重点放在供给侧，因为医疗费用增长的"策源地"在供方[①]。虽然按项目付费是医疗费用增长的重要推手，但是更应该看到医疗费用增长的重要原因在于医疗保险机构对于独大的公立医院的费用增长没有相应的制衡措施。因此，首先应从供给侧入手，加快公立医院的改革步伐，打破僵化的医疗人才束缚机制，促进医疗资源合理流动，尽可能促成公立医院和私立医院之间的公平竞争。其次，取消医生的事业编制身份，让医生成为自由执业者。要逐步建立医疗服务价格和医生薪酬的市场化形成机制，要建立一种激励相容的支付机制。最后，要引入谈判机制。医疗市场虽然比较特殊但终归属于市场。市场经济的一个非常重要的特征就是买方和卖方共同来决定价格，而不是第三方给出某个价

---

① 张广科. 农户疾病风险分布与新农合政策分担效果跟踪研究 [M]. 武汉：湖北人民出版社，2014.

格，不论这个第三方是人或组织。因此，价格的形成一定是医疗服务市场参与方相互谈判的结果，只有这样才能保证各参与方的成本都能够在价格当中体现出来。当前的行政定价方式必然会导致资源配置扭曲。因此，未来的改革可以赋予医院自主调整价格的权力，医保方则可以根据医疗服务提供方的报价进行谈判，共同决定执行价格①。

5. 提升医保项目之间的衔接水平

国家医保局的成立为我国医疗保障项目之间的衔接奠定了较好的组织基础。在医疗救助方面，可以考虑扩大代为缴纳医疗保险费的范围，如部分贫困家庭的医疗保险费直接由财政缴纳，确保所有的家庭能够实现医保覆盖。同时要做好基本医疗保险与大病保险、医疗救助之间的衔接工作，通过广泛宣传，确保所有参保者知晓不同项目之间的衔接情况，另外要不断优化各保障项目之间的偿付顺序，积极鼓励发展商业医疗保险，为有一定经济能力的家庭提供个性化的医疗保障服务，避免高收入人群挤占有限的医疗保障基金，充分发挥有限医保基金的效用。

---

① 薛大东，皮星. 医疗保险支付方式改革的关键要素与现实路径 [J]. 重庆医学，2014，43（10）：1272-1273.

参考文献

庇古，2009. 福利经济学 [M]. 何玉长，丁晓钦，译. 上海：上海财经大学出版社.

常雪，苏群，周春芳，2019. 新农合补偿方案对农村中老年居民医疗负担的影响 [J]. 农村经济（3）：105-112.

陈骅璋，储诚志，徐恒秋，等，2015. 安徽省新农合制度抗疾病风险能力探析 [J]. 中国卫生政策研究，8（11）：31-35.

陈李娜，王静，2013. 农村低收入人群疾病经济风险的医疗保障问题研究综述 [J]. 中国卫生经济，32（12）：27-29.

陈瑶，熊先军，刘国恩，等，2009. 我国医疗保险对城镇居民直接疾病经济负担影响研究 [J]. 中国卫生经济，28（2）：13-16.

陈在余，江玉，李薇，2016. 新农合对农村居民灾难性医疗支出的影响：基于全民覆盖背景分析 [J]. 财经科学（12）：110-120.

陈在余，李薇，江玉，2017. 农村老年人灾难性医疗支出影响因素分析 [J]. 华南农业大学学报（社会科学版），16（1）：45-53.

陈钊，刘晓峰，汪汇，2008. 服务价格市场化：中国医疗卫生体制改革的未尽之路 [J]. 管理世界，（8）：52-58.

程令国，张晔，2012. "新农合"：经济绩效还是健康绩效？ [J]. 经济研究，47（1）：120-133.

程晓明，罗五金，2003. 卫生经济学 [M]. 北京：人民卫生出版社.

仇雨临，2008. 医疗保险 [M]. 北京：中国劳动社会保障出版社.

仇雨临，2017. 医保与"三医"联动：纽带、杠杆和调控阀 [J]. 探索（5）：65-71.

仇雨临，翟绍果，黄国武，2017. 大病保险发展构想：基于文献研究的视角［J］．山东社会科学（4）：58-64．

仇雨临，张忠朝，2016．贵州少数民族地区医疗保障反贫困研究［J］．国家行政学院学报（3）：69-75．

褚福灵，2016．灾难性医疗支出研究［J］．中国医疗保险（3）：24-26．

丁锦希，李晓婷，顾海，2012．新型农村合作医疗制度对农户医疗负担的影响：基于江苏、安徽、陕西的调研数据［J］．农业经济问题（11）：91-97．

丁士军，陈传波，2005．经济转型时期的中国农村老年人保障［M］．北京：中国财政经济出版社．

丁晓沧，章滨云，姜晓朋，等，2000．农村大病医疗保险方案中就医经济风险测量［J］．中国初级卫生（1）：13-16．

方豪，赵郁馨，王建生，等，2003．卫生筹资公平性研究：家庭灾难性卫生支出［J］．中国卫生经济（6）：5-7．

封进，李珍珍，2009．中国农村医疗保障制度的补偿模式研究［J］．经济研究，44（4）：103-115．

富兰德，古德曼，斯坦诺，2010．卫生经济学［M］．海闻，王健，于保荣，等译．5版．北京：中国人民大学出版社．

高广颖，马骋宇，胡星宇，等，2017．新农合大病保险制度对缓解灾难性卫生支出的效果评价［J］．社会保障研究（2）：69-76．

高和荣，2015．台湾社区首诊双向转诊制度的运作及其借鉴［J］．厦门大学学报（哲学社会科学版）（5）：76-82．

顾昕，2012．走向公共契约模式：中国新医改中的医保付费改革［J］．经济社会体制比较（4）：21-31．

顾昕，2019．中国新医改的新时代与国家医疗保障局面临的新挑战［J］．学海（1）：106-115．

顾昕，2019．中国医保支付改革的探索与反思：以按疾病诊断组（DRGs）支付为案例［J］．社会保障评论，3（3）：78-91．

顾昕，高梦涛，姚洋，2006．诊断与处方：直面中国医疗体制改革［M］．北京：社会科学文献出版社．

顾亚明，2015．日本分级诊疗制度及其对我国的启示［J］．卫生经济研究（3）：8-12．

关志强，董朝晖，2004．医疗保险制度下个人医疗负担评价方法探讨［J］．

中国卫生经济（1）：47-48.

国家卫生计生委统计信息中心，2015. 2013第五次国家卫生服务调查分析报告 [M]. 北京：中国协和医科大学出版社.

郝模，丁晓沧，罗力，等，1997. 农村居民疾病经济风险测定方法及意义 [J]. 中国初级卫生保健（10）：19-20.

何文炯，1999. 风险管理 [M]. 沈阳：东北财经大学出版社.

何文炯，2014. 基本医保政策范围内报销比率是名义补偿率 [J]. 中国医疗保险（5）：21.

胡宏伟，刘雅岚，张亚蓉，2012. 医疗保险、贫困与家庭医疗消费：基于面板固定效应Tobit模型的估计 [J]. 山西财经大学学报，34（4）：1-9.

胡宏伟，栾文敬，李佳怿，2015. 医疗保险、卫生服务利用与过度医疗需求：医疗保险对老年人卫生服务利用的影响 [J]. 山西财经大学学报，37（5）：14-24.

黄术生，尹爱田，2018. 山东省农村家庭灾难性卫生支出及其影响因素 [J]. 中国公共卫生，34（9）：1221-1223.

黄宵，李婷婷，顾雪非，等，2017. 城市低保家庭灾难性卫生支出现状及影响因素实证分析 [J]. 中国卫生经济，36（6）：63-67.

黄晓宁，李勇，2016. 新农合对农民医疗负担和健康水平影响的实证分析 [J]. 农业技术经济（4）：51-58.

惠娜，薛秦香，高建民，等，2006. 新型农村合作医疗试点县农民疾病经济风险分析 [J]. 中国初级卫生保健（12）：3-6.

贾洪波，2017. 大病保险与基本医保关系之辨：分立还是归并？[J]. 山东社会科学（4）：70-75.

姜德超，吴少龙，魏予辰，2015. 新医改缓解了看病贵吗？：来自两省家庭灾难性卫生支出分析的证据 [J]. 公共行政评论，8（5）：4-29.

姜洁，李幼平，2017. 我国分级诊疗模式的演进及改革路径探讨 [J]. 四川大学学报（哲学社会科学版）（4）：29-35.

蒋平，王珩，李念念，等，2018. 取消药品加成对公立医院运行机制的影响及对策分析 [J]. 南京医科大学学报（社会科学版），18（5）：372-376.

蒋远胜，JOACHIM V B，2005. 中国西部农户的疾病成本及其应对策略分析：基于一个四川省样本的经验研究 [J]. 中国农村经济（11）：33-39.

解垩, 2008. 医疗保险与城乡反贫困: 1989-2006 [J]. 财经研究, 34 (12): 68-83.

金维刚, 2016. 城乡居民医保整合及其发展趋势 [J]. 中国医疗保险 (3): 35-38.

康莉莉, 李长乐, 杜惠峰, 等, 2015. 内蒙古新型农村合作医疗住院实际补偿效果研究 [J]. 医学与社会, 28 (3): 42-43.

匡晶晶, 王中华, 杜晶琳, 2017. 中国中老年慢性非传染性疾病家庭疾病经济风险分析 [J]. 南京医科大学学报 (社会科学版), 17 (3): 190-193.

赖莎, 高建民, 杨晓玮, 等, 2015. 新医改背景下农村慢性病患者就医行为研究: 基于陕西农村家庭健康询问调查数据的分析 [J]. 中国卫生事业管理, 32 (4): 291-293.

郎杰燕, 孙淑云, 2019. 中国基本医疗保险经办机构治理研究 [J]. 云南社会科学 (1): 82-88.

李绍军, 王汝芬, 郑瑜, 2009. 医疗救助试点城市贫困人群疾病经济风险分析 [J]. 中国初级卫生保健, 23 (1): 10-11.

李亚青, 2014. 城镇职工基本医疗保险分散大病风险研究: 基于广东典型地区的分析 [J]. 人口与发展, 20 (1): 33-41.

练乐尧, 毛正中, 2008. 我国城市贫困家庭的灾难性卫生支出研究 [J]. 西北人口 (5): 79-82.

梁朝金, 胡志, 秦侠, 等, 2016. 德国分级诊疗实践和经验及对我国的启示 [J]. 中国医院管理, 36 (8): 76-77.

梁春贤, 2007. 我国医疗保险费用支付方式问题的探讨 [J]. 财政研究 (8): 71-73.

梁栋, 宋建华, 官孝熙, 2013. 医保经办管理专业化建设亟待规范: 基于福建省现状分析 [J]. 中国医疗保险 (2): 42-45.

刘国恩, 蔡春光, 李林, 2011. 中国老人医疗保障与医疗服务需求的实证分析 [J]. 经济研究, 46 (3): 95-107.

刘莉, 林海波, 2018. 医保一体化降低了健康状况不佳城乡居民的医疗负担吗?: 基于分位数倍差法的分析 [J]. 财经论丛 (8): 22-31.

刘武, 杨晓飞, 张进美, 2011. 居民医疗机构选择行为的影响因素分析: 以沈阳市为例 [J]. 人口与发展, 17 (4): 75-81.

卢雪梅，慈勤英，2017. 贫困家庭灾难性卫生支出的影响因素与医疗救助政策选择：基于阿马蒂亚·森的可行能力视角 [J]. 广西社会科学（8）：152-157.

罗力，姜晓朋，章滨云，等，2000. 就医经济风险比较指标的探索 [J]. 中国初级卫生保健（2）：15-17.

罗五金，吕晖，项莉，等，2011. 疾病经济风险的内涵及评价综述 [J]. 中国卫生经济，30（5）：60-62.

吕晖，2012. 基于疾病经济风险的农村贫困人口医疗保障制度研究 [D]. 武汉：华中科技大学.

孟庆国，胡鞍钢，2000. 消除健康贫困应成为农村卫生改革与发展的优先战略 [J]. 中国卫生资源（6）：6-10.

宁满秀，刘进，2014. 新型农村合作医疗制度对农户医疗负担的影响：基于供给者诱导需求视角的实证分析 [J]. 公共管理学报，11（3）：59-69.

彭芳，陈迎春，徐锡武，等，2004. 湖北省新型农村合作医疗试点县农民疾病经济风险分析 [J]. 中国卫生经济（7）：34-36.

乔勇，2012. 农户疾病风险应对中的支持网研究：以贫困地区农户为例 [J]. 求索（6）：27-29.

任向英，王永茂，2015. 城镇化进程中新农合政策对农民就医行为的影响分析 [J]. 财经科学（3）：121-130.

申曙光，张勃，2016. 分级诊疗、基层首诊与基层医疗卫生机构建设 [J]. 学海（2）：48-57.

沈杰，张新民，俞顺章，1994. 论我国实行医疗保险制度的几个问题 [J]. 中国卫生经济（4）：55-57.

宋明山，潘迎冰，罗力，等，2006. 浙江省新型农村合作医疗改善农村居民收入分布公平能力的评价研究 [J]. 中国卫生经济（2）：34-36.

孙菊，2014. 城镇老年人口医疗保险保障效果分析 [J]. 中华医院管理杂志，30（9）：675-678.

覃娴静，韦波，冯启明，2019. 新农合覆盖后广西农村地区卫生筹资公平性评价 [J]. 广西医学，41（14）：1873-1877.

谭晓婷，钟甫宁，2010. 新型农村合作医疗不同补偿模式的收入分配效应：基于江苏、安徽两省30县1500个农户的实证分析 [J]. 中国农村经济

（3）：87-96.

陶立波，杨莉，2007. 农村居民慢性病疾病经济负担与风险研究［J］. 中国
　　卫生经济（11）：27-29.

滕海英，许丁才，熊林平，等，2013. 西安市社区老年人慢性病医疗需求
　　与负担调查分析［J］. 中国卫生统计，30（2）：259-260.

王阿娜，2012. 医疗费用的控制与医疗保险支付方式的改革［J］. 宏观经济
　　研究（5）：76-79.

王超群，李珍，2019. 中国医疗保险个人账户的制度性缺陷与改革路径
　　［J］. 华中农业大学学报（社会科学版）（2）：27-37.

王东进，2017. 读懂生育保险与基本医疗保险合并实施［J］. 中国医疗保险
　　（4）：1-3.

王飞跃，2014. 基本医疗保险制度的改革与反贫困研究［M］. 北京：中国
　　社会科学出版社.

王静，陈李娜，张亮，等，2013. 不同收入农村家庭疾病经济风险分析
　　［J］. 中国卫生经济，32（10）：44-47.

王静，吕晖，项莉，等，2011. 医疗保障制度抵御疾病经济风险的作用综
　　述［J］. 中国卫生经济，30（6）：12-14.

王丽丹，王安珏，吴宁，等，2013. 安徽省农村脆弱人群现金卫生支出致
　　贫影响及其相关因素分析［J］. 中国卫生经济，32（5）：69-71.

王森，2015. 我国居民的就医行为及其影响因素研究：基于 CHNS 调查面
　　板数据的分析［J］. 西北人口，36（3）：32-36.

王亭艳，胡越，欧阳静，2018. 医养结合视阈下老年人肺癌疾病经济负担
　　及经济风险［J］. 中国老年学杂志，38（15）：3780-3782.

王晓蕊，王红漫，2017. 基本医疗保障制度对于改善灾难性卫生支出效果
　　评价［J］. 中国公共卫生，33（6）：901-904.

王新军，郑超，2014. 医疗保险对老年人医疗支出与健康的影响［J］. 财经
　　研究，40（12）：65-75.

王中华，李湘君，2014. 老年慢病家庭灾难性卫生支出影响因素及其不平等
　　分析［J］. 人口与发展，20（3）：87-95.

王宗凡，2018. 医疗保障的功能定位与治理机制：关于成立国家医疗保障
　　局的思考［J］. 中国医疗保险（4）：13-17.

乌尔里希，2004. 风险社会［M］. 何博闻，译. 南京：译林出版社.

吴群红，李叶，徐玲，等，2012. 医疗保险制度对降低我国居民灾难性卫生支出的效果分析 [J]. 中国卫生政策研究，5 (9)：62-66.

习近平，2017. 决胜全面建成小康社会 夺取新时代中国特色社会主义伟大胜利：在中国共产党第十九次全国代表大会上的报告 [M]. 北京：人民出版社.

鲜祖德，王萍萍，吴伟，2016. 中国农村贫困标准与贫困监测 [J]. 统计研究，33 (9)：3-12.

肖蕾，张太慧，张雅莉，等，2018. 分级诊疗视角下家庭医生签约服务"签而不约"的原因及对策研究 [J]. 中国全科医学，21 (25)：3063-3068.

谢春艳，何江江，胡善联，2015. 英国卫生服务支付制度经验与启示 [J]. 中国卫生经济，34 (1)：93-96.

谢非，2013. 风险管理原理与方法 [M]. 重庆：重庆大学出版社.

熊先军，2016. 医保评论 [M]. 北京：化学工业出版社.

徐文娟，褚福灵，2018. 灾难性卫生支出水平及影响因素研究：基于 CHARLS 数据的分析 [J]. 社会保障研究 (5)：64-72.

徐晓丹，吴文强，2016. 我国城乡中老年群体基层就医的影响因素分析：基于 CHARLS 数据的实证研究 [J]. 中国卫生政策研究，9 (4)：23-30.

许建强，郑娟，李佳佳，等，2019. 全民健康覆盖下城乡家庭灾难性卫生支出测量及差异分析 [J]. 卫生经济研究 (3)：35-38.

许谨良，2015. 风向管理 [M]. 5 版. 北京：中国金融出版社.

薛大东，皮星，2014. 医疗保险支付方式改革的关键要素与现实路径 [J]. 重庆医学，43 (10)：1272-1273.

杨红燕，聂梦琦，李凡婕，2018. 全民医保有效抵御了疾病经济风险吗？[J]. 统计与决策，34 (14)：59-63.

杨艳，李晓梅，2014. 卫生筹资公平性评价方法浅析 [J]. 卫生软科学，28 (9)：574-576.

杨燕绥，岳公正，杨丹，2009. 医疗服务治理结构和运行机制：走进社会化管理型医疗 [M]. 北京：中国劳动社会保障出版社.

于长永，2017. 疾病类型、医疗保险与农民就医机构选择行为研究 [J]. 农业技术经济 (2)：82-92.

翟绍果，2018. 健康贫困的协同治理：逻辑、经验与路径 [J]. 治理研究，34（5）：53-60.

张广科，2009. 新型农村合作医疗的疾病风险分担能力研究：基于9省调研的实证分析 [J]. 统计研究，26（9）：70-76.

张广科，2014. 农户疾病风险分布与新农合政策分担效果跟踪研究 [M]. 武汉：湖北人民出版社.

张慧林，成昌慧，马效恩，2015. 分级诊疗制度的现状分析及对策思考 [J]. 中国医院管理，35（11）：8-9.

张亮，贾红英，张新平，等，1998. 疾病家庭相对经济风险分析 [J]. 中国农村卫生事业管理（2）：8-9.

张奇林，2005. 美国医疗保障制度研究 [M]. 北京：人民出版社.

张微宇，乐章，2015. 新农合政策效果评价及其解释：基于2014年农户调查数据实证分析 [J]. 西北人口，36（3）：81-85.

张薇薇，李国红，2015. 老年人家庭灾难性卫生支出现况及其影响因素研究 [J]. 上海交通大学学报（医学版），35（3）：432-436.

张雪，杨柠溪，2015. 英美分级诊疗实践及对我国的启示 [J]. 医学与哲学（a），36（7）：78-81.

张仲芳，2017. 精准扶贫政策背景下医疗保障反贫困研究 [J]. 探索（2）：81-85.

章晓懿，沈崴奕，2014. 医疗救助对低收入家庭贫困脆弱性的缓解作用研究 [J]. 东岳论丛，35（8）：10-16.

赵曼，吕国营，2002. 关于社会医疗保险承保范围的分析 [J]. 财政研究（3）：14-18.

郑秉文，2013. 中国社会保险经办服务体系的现状、问题及改革思路 [J]. 中国人口科学（6）：2-16.

郑功成，2018. 组建国家医保局绝对是利民之举 [J]. 中国医疗保险（4）：5-6.

郑莉莉，2017. 医疗保险改变了居民的就医行为吗？：来自我国CHNS的证据 [J]. 财政研究（2）：84-97.

周良荣，2010. 诊疗"看病贵"：医生行为及其干预机制 [M]. 北京：光明日报出版社.

周绿林，李绍华，2018. 医疗保险学 [M]. 北京：科学出版社.

周绿林，张心洁，2017. 农民重大疾病保障水平及适宜度研究［M］. 北京：科学出版社.

周钦，2013. 医疗保险视角下的中国家庭金融研究［D］. 成都：西南财经大学.

朱恒鹏，2009. 新医改研究文献综述：2008-2009［J］. 经济学动态（10）：70-73.

朱恒鹏，2010. 基本药物制度：路在何方［J］. 中国社会科学院研究生院学报（5）：46-52.

朱恒鹏，2018. 机构改革为医改提供新机遇［J］. 中国财政（11）：31-33.

朱恒鹏，2018. 建立分级诊疗体系如何可能［J］. 中国党政干部论坛（10）：25-29.

朱恒鹏，2018. 新建国家医疗保障局将有效保障"病有所医"［J］. 紫光阁（5）：38-39.

朱恒鹏，彭晓博，2018. 医疗价格形成机制和医疗保险支付方式的历史演变：国际比较及对中国的启示［J］. 国际经济评论（1）：24-38.

朱敏，徐凌中，王兴洲，等，2006. 威海市农村家庭灾难性卫生支出的影响因素研究［J］. 中国卫生事业管理（6）：327-328.

朱铭来，于新亮，王美娇，等，2017. 中国家庭灾难性医疗支出与大病保险补偿模式评价研究［J］. 经济研究，52（9）：133-149.

祝捷，傅译萱，邓世雄，2016. 国外分级诊疗制度的实践经验对我国的启示［J］. 重庆医学，45（32）：4590-4592.

左停，徐小言，2017. 农村"贫困-疾病"恶性循环与精准扶贫中链式健康保障体系建设［J］. 西南民族大学学报（人文社科版），38（1）：1-8.

AJEFU J B, 2017. Income shocks, informal insurance mechanisms, and household consumption expenditure：Micro – evidence from Nigeria［J］. International journal of social economics, 44（12）：1818-1832.

ARROW K J, 1963. Uncertainty and the welfare economics of medical care［J］. The American economic review, 53（5）：941-973.

ARSENIJEVIC J, PAVLOVA M, RECHEL B, et al, 2016. Catastrophic health care expenditure among older people with chronic diseases in 15 European Countries［J］. Plos one, 11（7）.

ARYEETEY G C, WESTENENG J, SPAAN E, et al, 2016. Can health insurance protect against out-of-pocket and catastrophic expenditures and also support poverty reduction? Evidence from Ghana's National Health Insurance Scheme [J]. International journal for equity in health, 15 (1).

ASFAW A, JÜTTING J P, 2007. The role of health insurance in poverty reduction: empirical evidence from senegal [J]. International journal of public administration, 30 (8-9): 835-858.

CAVAGNERO E, CARRIN G, XU K, et al, 2006. Health financing in Argentina: an empirical study of health care expenditure and utilization [J]. Innovations in health financing: working paper series (8).

DEVADASAN N, CRIEL B, VAN DAMME W, et al, 2007. Indian community health insurance schemes provide partial protection against catastrophic health expenditure [J]. BMC health services research (7).

DUAN N, MANNING W G, MORRIS C N, et al, 1983. A Comparison of Alternative Models for the Demand for Medical Care [J]. Journal of business & economic statistics, 1 (2): 115-126.

EKMAN B, 2007. Catastrophic health payments and health insurance: Some counterintuitive evidence from one low-income country [J]. Health policy, 83 (2-3): 304-313.

FOSTER J, GREER J, THORBECKE E, 1984. A class of decomposable poverty measures [J]. Econometrica, 52 (3): 761-766.

GAUTAM S, NIJHAWAN M, 1984. Burden on families of schizophernic and chronic lung diease patients [J]. Indian journal of psychiatry, 26 (2): 156-159.

HAMID S A, ROBERTS J, MOSLEY P, 2011. Can Micro health insurance reduce poverty? evidence from bangladesh [J]. Journal of risk and insurance, 78 (1): 57-82.

HECKMAN, 1974. Shadow prices, market wages, and labor supply [J]. Econometrica (4): 679-694.

IIESANMI O S, ADEBIYI A O, FATIREGUN A A, 2017. Contribution of household health care expenditure to poverty in Oyo State, South West Nigeria: A rural and urban comparison [J]. Journal of health management & informatics, 4 (3): 64-70.

JEFFREY D, STANAWAY A D F M, NEERAJ BHALA B C M H, et al, 2016. The global burden of viral hepatitis from 1990 to 2013: fi ndings from the Global Burden of Disease Study 2013 [J]. Lancet (388): 1081-1088.

JEFFREY G, TAMARA A, LA SOFÍA, et al, 2015. Heterogeneity in the effect of public health insurance on catastrophic out-of-pocket health expenditures: the case of Mexico [J]. Health policy and planning (30): 593-599.

JOWETT M, DEOLALIKAR A, MARTINSSON P, 2004. Health insurance and treatment seeking behaviour: evidence from a low-income country [J]. Health economics, 13 (9): 845-857.

JUDITH G, HALLELLEN K, ROBIN T, et al, 1978. The frequency and financial burden of genetic disease in a pediatric hospital [J]. American journal of medical genetics, 1 (4): 417-436.

JÜTTING J, P, 2004. Do community-based health insurance schemes improve poor people's access to health care? evidence from rural senegal [J]. World development, 32 (2): 273-288.

KAWABATA K, XU K, CARRIN G, 2002. Preventing impoverishment through protection against catastrophic health expenditure [J]. Bull world health organ, 80 (8): 612.

LEI X, LIN W, 2009. The New Cooperative Medical Scheme in rural China: does more coverage mean more service and better health [J]. Health economics, 18 (S2): S25-S46.

LI Y, WU Q, XU L, et al, 2012. Factors affecting catastrophic health expenditure and impoverishment from medical expenses in China: policy implications of universal health insurance [J]. Bulletin of the world health organization, 90 (9): 664-671.

LIU Y, RAO K, HSIAO W C, 2003. Medical expenditure and rural impoverishment in China [J]. Journal of health, population and nutrition, 21 (3): 216-222.

MEKONEN A M, GEBREGZIABHER M G, TEFERRA A S, 2018. The effect of community based health insurance on catastrophic health expenditure in Northeast Ethiopia: A cross sectional study [J]. Plos one, 13 (10): e205972.

MILLS K T, XU Y, ZHANG W, et al, 2015. A systematic analysis of world-wide population-based data on the global burden of chronic kidney disease in 2010 [J]. Kidney international, 88 (5): 950-957.

MINH H V, KIM PHUONG N T, SAKSENA P, et al, 2013. Financial burden of household out-of pocket health expenditure in Viet Nam: Findings from the National Living Standard Survey 2002 - 2010 [J]. Social science & medicine (96): 258-263.

PRADHAN M, PRESCOTT N, 2002. Social risk management options for medical care in Indonesia [J]. Health Economics, 11 (5): 431-446.

RABAN M Z, DANDONA R, DANDONA L, 2013. Variations in catastrophic health expenditure estimates from household surveys in India [J]. Bulletin of the World Health Organization, 91 (10): 726-735.

RACELIS R, TAO S, TIN K, et al, 2007. Catastrophic payments for health care in Asia [J]. Health economics, 16 (11): 1159-1184.

ROSENSTEIN A H, 1994. Accountability and outcome management: Using data to manage and measure clinical performance [J]. American journal of medical quality, 9 (3): 116-121.

RUSSELL S, 1996. Ability to pay for health care: concepts and evidence [J]. Health policy plan, 11 (3): 219-237.

SHAHRAWAT R, RAO K D, 2012. Insured yet vulnerable: out-of-pocket payments and India's poor [J]. Health policy and planning, 27 (3): 213-221.

SOMKOTRA T, LAGRADA L P, 2008. Payments for health care and its effect on catastrophe and impoverishment: Experience from the transition to Universal Coverage in Thailand [J]. Social science & medicine, 67 (12): 2027-2035.

SOMMERS B D, OELLERICH D, 2013. The poverty-reducing effect of Medicaid [J]. Journal of health economics, 32 (5): 816-832.

WAGSTAFF A, LINDELOW M, GAO J, et al, 2009. Extending health insurance to the rural population: An impact evaluation of China's new cooperative medical scheme [J]. Journal of Health Economics, 28 (1): 1-19.

WAGSTAFF A, LINDELOW M, 2008. Can insurance increase financial risk? :

The curious case of health insurance in China [J]. Journal of health economics, 27 (4): 990−1005.

WAGSTAFF A, DOORSLAER E V, 2008. Catastrophe and impoverishment in paying for health care: with applications to Vietnam 1993−1998 [J]. Health economics, 12 (11): 921−933.

XU K, EVANS D B, CARRIN G, et al, 2007. Protecting households from catastrophic health spending [J]. Health affairs, 26 (4): 972−983.

XU K, EVANS D B, KAWABATA K, et al, 2003. Household catastrophic health expenditure: a multicountry analysis [J]. Lancet, 362 (9378): 111−117.

YANG W, 2015. Catastrophic outpatient health payments and health payment−induced poverty under China's new rural cooperative medical scheme [J]. Applied economic perspectives and policy, 37 (1): 64−85.

YIP W, HSIAO W, 2009. China's health care reform: A tentative assessment [J]. China economic review, 20 (4): 619.